0 時間目のメディカルドリル

2 週間でおさえる！

社会保障と医療のきほん

要点整理＆ドリル —まずは覚えておきたい医療のしくみ—

CONTENTS

1 日目 健康の維持と社会生活
2 日目 社会保障って何だろう
3 日目 日本の社会保障制度
4 日目 医療保険制度のきほん
5 日目 年金保険制度のきほん
6 日目 介護保険制度のきほん①
7 日目 介護保険制度のきほん②
8 日目 覚えておきたい医療と法律
9 日目 おさえておこう！医療施設
10日目 医療に携わる専門職
11日目 医療の連携と看護方式
12日目 医療費に関すること
13日目 医療と倫理
14日目 国民衛生の指標
別冊① 総仕上げ！力試しの100問テスト
別冊② 力試しの100問テスト 解答・解説

項目ごとに 14 日間＝２週間で学習できる！
知っておきたい内容を 14 項目でまとめました。１日１項目取り組むことで、２週間で社会保障制度と医療のきほんをマスターできます。

１日ごとに要点整理とドリルで学習！
知っておきたいポイントだけをまとめた簡潔でわかりやすい要点整理と、理解度を確認するおさらいドリルで、初学者でも無理なく学習ができます。

初学者でも学習可能な内容とボリューム
あれこれと内容を網羅した参考書ではなく、教科書や授業に入る前に、これだけは知っておきたい知識に絞りました。入学前や授業前に最適です。

総仕上げは力試しの別冊 100 問ドリル！
学習した内容をふり返る 100 問テストつき。本体での学習を終えた後に模擬試験感覚で取り組むことで、レベルアップと苦手項目が体感できます。

別冊だから使いやすい！
総仕上げの 100 問テストも解答集も別冊です。本体ドリルでの学習成果をみるための抜き打ちの力試しとして活用することができます。

01日目 健康の維持と社会生活

1 健康とは？

健康といえば、どのような状態を想像するでしょうか。「自分の足で元気に歩くことができる」「なんでもおいしく食べられる」「どこも痛いところがない」といったように、健康には様々なイメージがわくと思います。世界保健機関（WHO）によれば、「健康とは、単に病気や障害をもっていないとか、病弱でないということではなく、**肉体的にも精神的にも、そして社会的にも満たされた状態**にあること」と定義されています。また同時に、健康であることは、**すべての人が享受できる権利**であるとも述べています。健康がすべての人にとってあたりまえの権利であるということは、日本国憲法第25条第1項の条文においても、「すべての国民は、健康で文化的な最低限度の生活を営む権利（生存権）を有する」という言葉で示されています。

➡生存権
人間らしく生きるために必要な条件の確保を国に要求する権利が生存権です。生存権の理念に基づき、様々な社会保障制度が構築されています。

健康とは（WHOの定義）

肉体的・精神的・社会的に
満たされた状態にあること

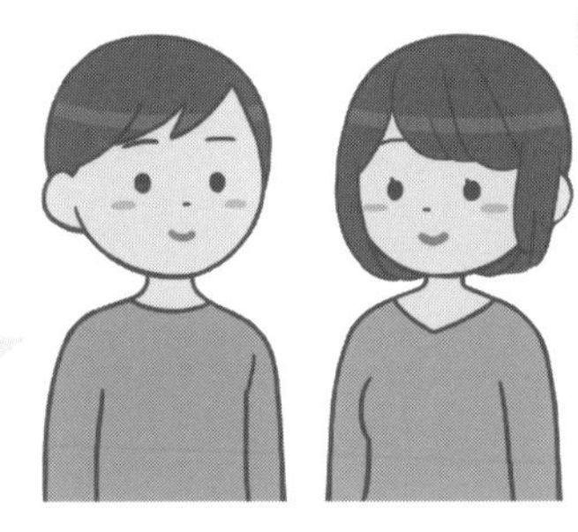

2 健康と権利

戦時中や戦後間もない頃は、「生きているだけで十分」「食べるものがあるだけまし」というような状況もありました。つまり、健康というものの定義が、今よりもはるかに軽く扱われていたといえます。しかし現在では、WHOの定義や日本国憲法の生存権の考え方に代表されるように、健康というものの定義も広く、そして深くとらえられるようになり、そしてそれが、**万人が有する権利である**と考えられるようになっています。健康は権利であるとする考え方は、1948年の第3回国際連合総会で採択された「世界人権宣言」や、1966年の第21回国際連合総会で採択された「経済的、社会的及び文化的権利に関する国際規約」においても、明確に述べられています。

■世界人権宣言

「すべての人は、衣食住、医療及び必要な社会的施設等により、自己及び家族の健康及び福祉に十分な生活水準を保持する権利並びに失業、疾病、心身障害、配偶者の死亡、老齢その他不可抗力による生活不能の場合は、保障を受ける権利を有する」（第25条第1項）

■経済的、社会的及び文化的権利に関する国際規約（国際人権A規約）

「すべての者が到達可能な最高水準の身体および精神の健康を享受する権利を有することを認める」（第12条第1項）

➡世界人権宣言
すべての人が有する市民的、政治的、経済的、社会的、文化的分野にわたる多くの権利を保障する宣言で、前文と30の条文からなります。それ自体に法的拘束力はありませんが、世界各国の憲法や法律、様々な国際会議の決議などにも取り入れられ、世界各国に強い影響を及ぼしています。

3 プライマリヘルスケア

病気などのリスクに備えるためには、病気になったときの医療体制や受診体制を整えておくことが大事です。しかしそれと同時に、まずは**病気にならないように健康な体を維持していく**ことも重要なリスクマネジメントです。文字通り、健康を保つために行われるさまざまな取り組みを保健活動といいます。そして保健活動において、**セルフケアによって個人レベルの健康管理を推進する、**という考えに基づき行われる保健医療活動をプライマリヘルスケア（PHC）といいます。つまり、個人個人が普段の生活の中で健康を意識して、病気を予防するために**主体的に参加できるよう、地域レベルで行われるさまざまな取り組み**がプライマリヘルスケアです。このプライマリヘルスケアは、1978年にWHOによって採択されたアルマ・アタ宣言のなかで提唱されたものです。「健康は基本的人権の一つであり、可能な限り高度な健康水準を達成することは最も重要な世界全体の社会目標である」という考え方のもとに、人々の健康維持を達成するための指針となっています。

➡アルマ・アタ宣言
WHOとユニセフにより開催された「プライマリヘルスケアに関する国際会議」において採択された宣言。「すべての人々に健康を」というスローガンのもと、健康が基本的人権であることを明言しました。

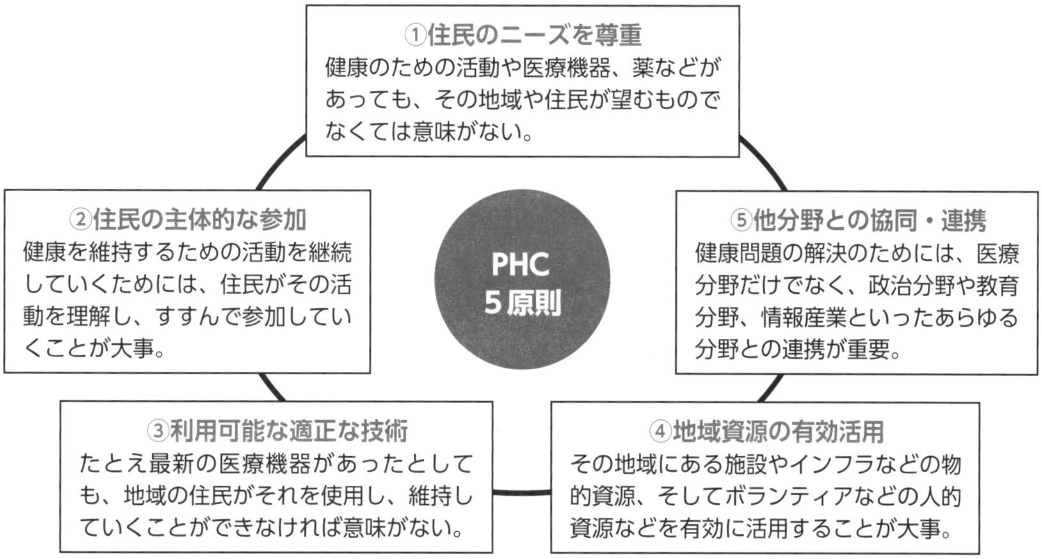

PHC 5原則

①住民のニーズを尊重
健康のための活動や医療機器、薬などがあっても、その地域や住民が望むものでなくては意味がない。

②住民の主体的な参加
健康を維持するための活動を継続していくためには、住民がその活動を理解し、すすんで参加していくことが大事。

③利用可能な適正な技術
たとえ最新の医療機器があったとしても、地域の住民がそれを使用し、維持していくことができなければ意味がない。

④地域資源の有効活用
その地域にある施設やインフラなどの物的資源、そしてボランティアなどの人的資源などを有効に活用することが大事。

⑤他分野との協同・連携
健康問題の解決のためには、医療分野だけでなく、政治分野や教育分野、情報産業といったあらゆる分野との連携が重要。

4 ヘルスプロモーション

プライマリヘルスケアと合わせ、健康を維持するための重要な考え方、取り組みとして、ヘルスプロモーションがあります。ヘルスプロモーションは、1986年にオタワで開催されたWHOの第１回ヘルスプロモーション会議で採択されたオタワ憲章において提唱されたもので、**「人々が自らの健康をコントロールし、改善できるようにするプロセス」**と定義されています。ヘルスプロモーションにおいても、プライマリヘルスケア同様に、**人々の主体性が発揮**されるよう各個人の能力をつけていくことが基本戦略となります。そしてそれを支えるための柱として

①健康的な公共政策づくり（飲食店の禁煙推進など）
②健康を支援する環境づくり（特定保健用食品の認定など）
③地域活動の強化（地域で行う健康セミナーなど）
④個人技術の強化（家庭で使用できる健康器具の開発など）
⑤ヘルスサービスの方向転換（一次予防の取り組みの推進など）

の５つが示されています。

➡一次予防
病気を予防したり健康を増進する活動全般のこと。早期発見・早期治療への取り組みは二次予防、そして再発防止や社会復帰への取り組みは三次予防といいます。

5 エンパワメント

エンパワメントは、企業などの組織運営において重要視される考え方で、権限移譲や能力強化などと訳されることもあります。具体的には**個人や集団が本来持っている潜在能力を引き出して活用することで、大きな成果をあげること**を意味します。医療現場においても、患者が持っている**生きる力や強みを引き出させるよう支援**するという点で、このエンパワメントの考え方を取り入れることが大切とされるようになりました。看護師は、エンパワメントに基づき、例えば身体機能が低下する高齢者に対して、あらゆることを援助したり、看護するのではなく、まずその高齢者ができることや潜在能力を見極め、**できる限りその力を引き出す**ようにサポートすることが大切であるといえます。患者自らが主体的に健康を維持するために重要なエンパワメントの考え方も、プライマリヘルスケアやヘルスプロモーションの考え方と共通するものといえます。

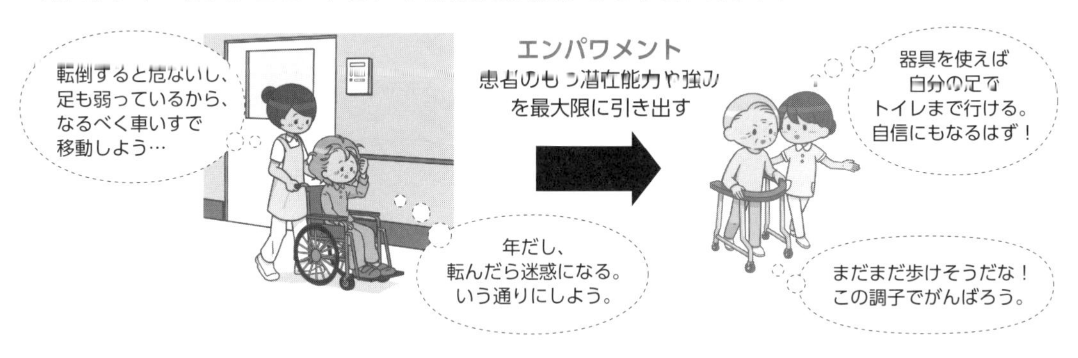

6 ノーマライゼーション

WHOの定義によれば、健康であるということは、病気や障害の有無を問題としてはいません。すなわち、「病気や障害さえなければ健康である」とはいえません。障害をもつこと＝不健康であるとしないこの考え方に通じるものとして、ノーマライゼーションという概念があります。これは、障害者や高齢者といった人々を弱者として特別視するのではなく、**健常者と同じように地域の中であたりまえに生活できることこそがノーマルな社会である**とする考え方を表します。ノーマライゼーションは社会保障や福祉の先進国といわれる北欧社会で1950～1960年ごろに広まった考え方です。一般的に知られるバリアフリーやユニバーサルデザインなどは、ノーマライゼーションの概念に基づくものといえます。

[バリアフリー]

元々は建築用語で「障壁（バリア）を取り除く（フリー）することで生活しやすくする手法」を意味します。一般的には段差のない床など、物理的な障壁をなくすという意味で理解されますが、医療の世界では、物理的・設備的な障壁だけでなく、「障害があるとなんとなく出かけにくい」というような心の障壁や、「障害者にとって不便だ」というような制度的・社会的な障壁など、**あらゆる障壁を取り除くことが真のバリアフリー**であるとされます。

[ユニバーサルデザイン]

健常者と障害者、あるいは年齢、性別、国籍、言語などの違いに関わらず、**すべての人にとって使いやすくわかりやすいように設計されたデザイン**をユニバーサル（普遍的）デザインといいます。公共のトイレなどでみられる車いすなどのマーク（ピクトグラム）は、視覚的に意味を理解できるため、ユニバーサルデザインの代表的なものといえます。

➡ピクトグラム
特定の言語がわからない場合でも、視覚的、直感的に誰にでも情報が伝わるように簡略化されたデザインのこと。

01日目 おさらいドリル ちからがつく！

1 つぎの文章を読み、正しいものには○、誤っているものには×を書きましょう。

（1）WHOによれば、健康とは病気をもっていないことをいう。 [　　　]

（2）プライマリヘルスケアにおける保健活動は、国家主導で行う。 [　　　]

（3）ヘルスプロモーションとプライマリヘルスケアは相反する考え方である。 [　　　]

（4）人々が自らの健康をコントロールすることがヘルスプロモーションの基本である。 [　　　]

（5）バリアフリーとは、物理的障壁の除去を意味する。 [　　　]

2 空欄にあてはまる語句を書きましょう。

（1）日本国憲法では国民の ＿＿＿＿＿＿＿＿ で文化的な生活を保障している。

（2）プライマリヘルスケアは1978年の ＿＿＿＿＿＿＿＿ 宣言で初めて提唱された。

（3）プライマリヘルスケアでは、健康を基本的 ＿＿＿＿＿＿＿＿ としてとらえる。

（4）ヘルスプロモーションは、1986年の ＿＿＿＿＿＿＿＿ 憲章において提唱された。

（5）すべての人にとって使いやすいデザインを ＿＿＿＿＿＿＿＿ デザインという。

3 つぎの設問に答えましょう。

（1）医療分野におけるエンパワメントの意味を簡潔に答えなさい。

（2）ノーマライゼーションとは、どのような考え方をいうか。簡潔に述べなさい。

※答えはP.58からの解答を参照

02日目　2日目　社会保障って何だろう

1 社会保障

人々は生きていく中で、さまざまなリスクに出会う可能性があります。そのリスクとは、病気や怪我、事故、失業、離婚、老い、貧困などを指し、ときに自分一人の力や貯えではどうにもならない場合もあります。このようなリスクに対し、それらを**回避、軽減できるように社会全体で備えるためのしくみ・考え方**を社会保障といいます。

元々社会保障とは、飢え死にしてしまうような貧困層や障害を抱える人々を救済するために、それらの人々を社会全体で支えるためのしくみが必要であるとして生まれました。すなわち社会保障の根底にあったのは、「人が生きていくうえでの最低限の生活の保障＝社会的弱者の保護」という考え方です。その後、人類は文明を開化させ、高度な成長を遂げて全体的に豊かになっていきました。そして豊かになるに従い、貧困層やさまざまなハンデを背負った人々だけでなく、すでに安定した生活を送っている人々までもが、**より健康的でさらに豊かな生活を望む**ようになりました。こうして、最低限の生活の保障という考え方から、**最低限の生活にならないようにするためにさまざまなリスクに備える**しくみへと、社会保障の概念が変化していったのです。

わが国において、現在におけるこのような社会保障の考え方を具体的に実現しているのが、社会保険、公的扶助（ふじょ）、社会福祉、公衆衛生という４つの柱です。

社会保障

かつては…
貧困者に対して行われる最低限の生活保障。弱者への救済という意味合いが強かった。

現在は…
貧困者の救済に加え、最低限の生活になるのを予防するための保険的要素が加わった。

①社会保険
皆でお金を出し合い、リスクに備えるのが社会保険で、医療保険・年金保険・介護保険・雇用保険・労災保険の５つからなる。

②公的扶助
最低限の生活をすることさえ困難な人や働くことができない人などへ、金銭の給付や税金・保険料の負担軽減などを行う制度。

社会保障制度を支える４つの柱

③社会福祉
高齢者や児童、障害者、母子家庭・父子家庭など、社会的弱者を支援するために行われるさまざまなサービス給付のこと。

④公衆衛生
人々が健康に生活できるように、社会全体で協力して行われる組織的な活動のこと。保健という言葉とほぼ同義。

2 社会保険＝共助・防貧

保険とは、病気や事故、失業などのリスクが実際に発生し、個人では抱えきれない多額の経済的負担が必要になった時のために、大勢の人が少しずつお金を出し合って助け合うことで（共助）、貧困にならないようにするため（防貧）のしくみをいいます。保険のしくみにおいて、多数の人々からお金（保険料）を集めたり、リスクに備えるしくみをつくったり、必要な際に金銭やサービスを給付する側を保険者といいます。一方、お金を納めて、必要な際に給付を受ける側を被保険者といいます。

保険には、銀行や保険会社など、民間の企業で運営され、各人が自身の意思で自由に保険者と契約する民間保険と、国や自治体で運営される公的な保険があります。後者の**公的な保険がいわゆる**社会保険とよばれます。

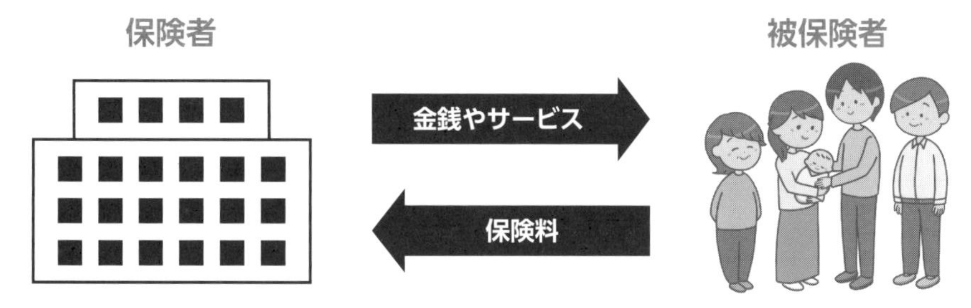

保険を運営する側をいい、被保険者が条件を満たしたときに、金銭やサービスの給付を行います。

保険の加入者をいい、いざというときに備えて、少しずつ保険料という形で金銭を支払います。

3 公的扶助

生活に困窮（こんきゅう）する人々に対して**最低限度の生活を保障し、自立を支援する制度**を公的扶助（こうてきふじょ）といいます。リスクに備えて個々にお金（保険料）を納めていた人が、いざという時に給付を受け取ることのできるしくみを社会保険というのに対し、**公的扶助は国の責任として法的に認められた助け合い**（公助）のしくみです。社会保険と異なる点は、そのしくみを支える財源が保険料ではなく、すべて公的資金、つまり税金であるという点、低所得者や貧困層を対象としている点、そして国の責任において最低限の生活保障を行う点が挙げられます。つまり、保険料の納付に関わらず、貧困で困っている人を、**国の責任として助けようとするしくみが公的扶助**といえます。働くことが困難で、最低限の生活すら厳しい人に一定の金額を給付する生活保護も公的扶助のひとつです。

公的扶助＝公的な（国の責任による）助け合い

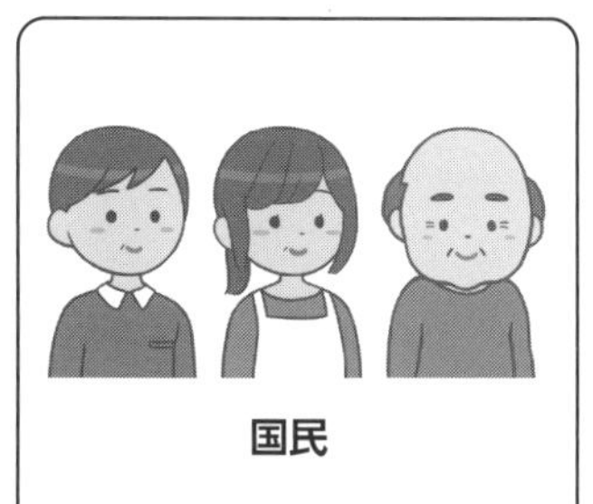

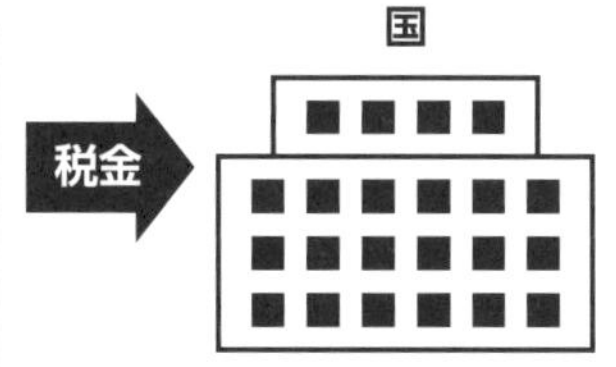

金銭

救済措置

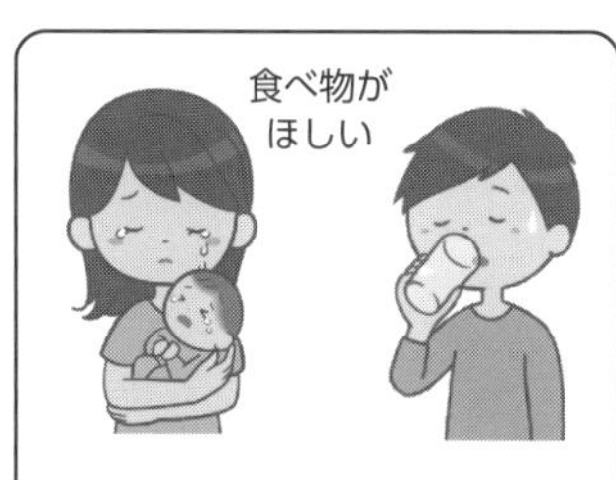

保険料が被保険者へ使われる社会保険とは異なり、公的扶助では、税金が金銭給付や資金の貸付等に充てられます。

障害者・母子家庭・高齢者などの低所得者や貧困層

➡生活保護
生活困窮者に対し、困窮の程度に応じて必要な保護を行い、健康で文化的な最低限度の生活を保障するとともに、自立を助長することを目的とする制度です。厚生労働大臣が定める基準で計算に基づき、食費や家賃、学用品などが支給されます。また医療や介護にかかる費用は免除されます。

4 社会福祉＝防貧・救貧

社会福祉とは、高齢者や児童、母子家庭・父子家庭、障害者など、社会生活を送る上でハンディキャップを負っている、いわゆる**社会的弱者を支援するしくみ**です。社会的弱者とされる人々にとって、収入の乏しさ、貧しさは大きな問題です。国民が貧困に陥らないように救済し（防貧）、また貧困に苦しむ人々を助け（救貧）、自立して豊かに生活できるようにするために、**公的にさまざまなサービスを提供するのが社会福祉**です。例えば高齢者向けの社会福祉活動としては、老人福祉法に基づく老人福祉施設の設置や健康診査などがあり、児童や母子家庭などを対象とした社会福祉活動には、児童手当のほか、公立高等学校の授業料無償化や就学支援金の給付、児童相談所の設置などがあります。そして障害者には、障害者総合支援法に基づく介護サービスの提供や職業訓練、自立支援、相談支援などが行われます。

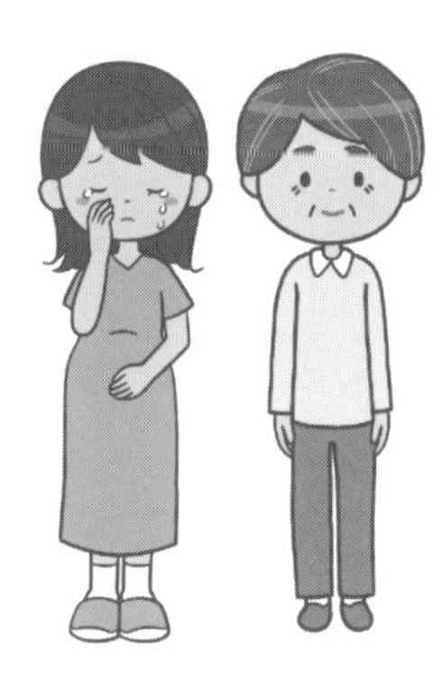

さまざまなサービスの提供

「保育・児童福祉」「母子・寡婦福祉」「高齢者福祉」「障害者福祉」の４つからなります。

社会福祉
高齢者、児童、母子家庭、障害者など、社会的弱者を支援するしくみ。生活保護などの公的扶助がおもに金銭面での救済を行うのに対し、社会福祉はさまざまなサービスによる支援も行います。

➡寡婦
夫と離婚または死別した後再婚せず、独身でいる女性のこと。

5 公衆衛生

公衆とは一般の人々を指し、衛生とはその字の通り生命を守ることを意味します。それを合わせた公衆衛生は、WHOにより**「共同社会の組織的な努力を通じて，疾病を予防し，寿命を延長し，身体的・精神的健康と能率の増進をはかる科学・技術である」**と定義されています。つまり健康に生活できるよう、社会全体で協力して行われる組織的な活動が公衆衛生であり、保健という言葉とほぼ同義と考えてもよいでしょう。

公衆衛生活動の起源は、古くは古代ローマ時代での上下水道の整備や病院の建設などにあるとされています。そしてわが国でも、聖徳太子の時代から宗教的精神に基づき、病者の救済や病院建設などが行われてきました。さらに奈良時代になると、病者へ薬を施す施薬院や、貧困層・孤児等を収容し救済する悲田院なども設けられ、さまざまな救済活動がなされました。

そして近代以降になると、産業革命による公害病・職業病を予防するための衛生環境の改善、そして感染症の予防や対策などが公衆衛生活動の中心となっていきました。特に、世界保健機関（WHO）による天然痘根絶宣言（1980年）は、**人類全体の健康に大きく貢献した公衆衛生活動**といえます。そして現在は、世界中を混乱させた新型コロナウイルス感染症をはじめ、さまざまな感染症対策や生活習慣病の予防に重点を置く取り組み、母子保健授業など、多くの公衆衛生活動が行われています。日本国憲法の第25条でも、社会福祉、社会保障と並び、**公衆衛生の向上については国の義務**であると定め、重点的な取り組みを行うことを求めています。

小さな地域社会から、国全体、世界全体といった大きなコミュニティに至るまで、皆で病気を予防し、健康を享受して生活するために行われる活動が公衆衛生活動なのです。

➡天然痘
疱瘡（とうそう）ともよばれた天然痘ウイルスによる感染症。感染力が非常に強く、かつて世界中で猛威を振るい、多くの死者を出しました。発症すると、急な高熱、頭痛、四肢痛、腰痛などで始まり、一時解熱したのち、発疹が全身に現れます。天然痘根絶宣言が出された後は発症の報告はありません。

02日目 おさらいドリル ちからがつく!

1 つぎの文章を読み、正しいものには○、誤っているものには×を書きましょう。

（1）社会全体でリスクに備えるのが社会保障の考え方である。 [ ]

（2）社会保険は、国や自治体によって運営される。 [ ]

（3）生活保護の財源は、給付を受ける人の納める保険料である。 [ ]

（4）社会福祉は、障害者のみを対象としている。 [ ]

（5）マスク着用の推進は、公衆衛生活動の一つである。 [ ]

2 空欄にあてはまる語句を書きましょう。

（1）保険のしくみにおいて給付を受ける側を ＿＿＿＿＿＿ という。

（2）保険のしくみを運営する側を ＿＿＿＿＿＿ という。

（3）国の責任で行われる救済を公的 ＿＿＿＿＿＿ という。

（4）防貧と ＿＿＿＿＿＿ が社会福祉の目的である。

（5）WHOによる ＿＿＿＿＿＿ 根絶宣言（1980年）は公衆衛生活動の成果である。

3 つぎの設問に答えましょう。

（1）社会保険の目的である共助とは何か。簡潔に答えなさい。

（2）公衆衛生とは何か。簡潔に答えなさい。

※答えはP.58からの解答を参照

03日目 日本の社会保障制度

1 社会保障制度の成り立ち

日本国民が抱える病気や障害、老い、さらには失業や離婚、定年などによる収入減少といったリスクに対して、**社会全体として備える**ために定められているのが社会保障制度です。この社会保障制度は、日本国憲法第25条において認められている**「日本国民は健康で文化的な最低限度の生活を営む権利を有する」**という、生存権の考え方に基づくものです。

かつて日本の社会保障制度は、戦争に備え、国力すなわち国民の力を落とさないようにするために発展を遂げていきました。やがて戦後になると、戦争によって疲弊した国民、特に農民などの貧困層を救い、食糧需給を中心として国力を回復させる必要が生まれ、それに伴って社会保障制度も広がりを見せていくことになります。さらにその後、日本は戦後の急激な高度経済成長によって国力が豊かになりました。それに伴い、貧困層の救済（救貧）という考え方から、より安心して豊かな生活を送るために自分たちでお金を出し合い、様々なリスクに備えることで貧困に陥らないようにする保険的な考え方（防貧）が強くみられるように変化していきました。

その結果、わが国の社会保障制度の特徴でもある、**国民全員が何らかの医療保険や年金保険に強制的に加入する**国民皆保険、国民皆年金というものが確立されるに至り、日本の社会保障制度の基盤となっています。また超高齢社会を迎えた中では、介護が必要になった時に備える介護保険というしくみも整備され、**老いや介護に対しても社会全体で備える**体制がとられています。

２日目でも述べたように、現在わが国の社会保障制度は、社会保険、公的扶助、社会福祉、公衆衛生という４つの柱で成り立っており、あらゆる側面から国民の生活を保障できるような体制が考えられています。

➡高度経済成長
1955年ごろから20年間ほどの時期を高度経済成長期といい、戦後の不況から抜け出した日本は著しい経済発展を遂げ、世界有数の経済大国となりました。石炭から石油へのエネルギー変換が起き、さらに自動車産業、電気機械業、化学工業、造船業などのメーカーが海外から革新的な技術を採り入れ、新しい設備を導入することで、年平均で10％以上もの経済成長率を記録しました。

救貧	かつては、貧困層を救うという目的が強かった社会保障

防貧	時代とともに、貧困になるのを事前に回避する目的に変化

失業してしまい明日食べるものもないよ

急に働けなくなったら困るから備えておこう！

ミルクも満足に買ってあげられない

病気になったら医療費もかかるし、会社を休まなくてはならない。保険に入っていれば安心だ。

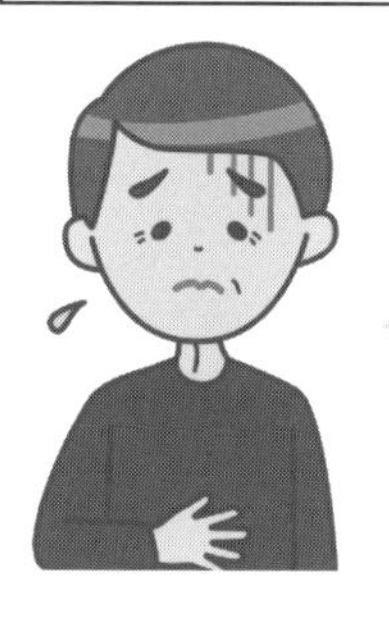

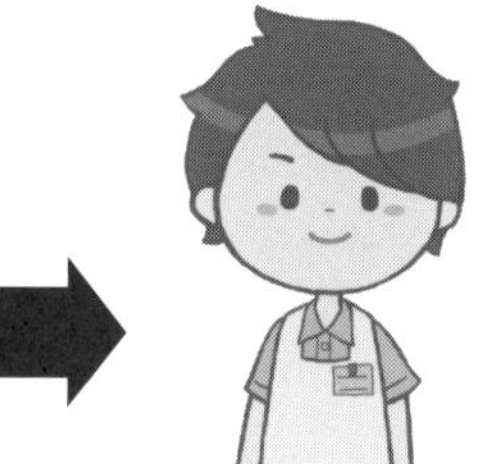

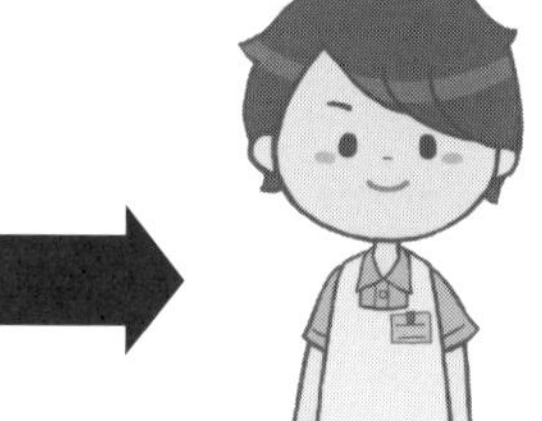

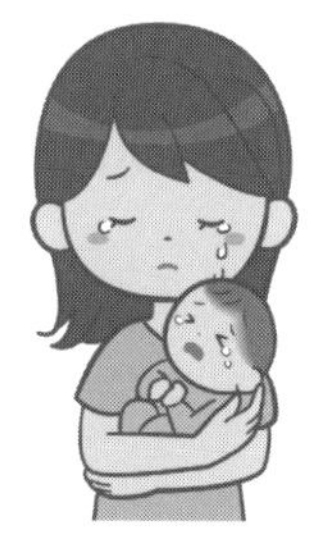

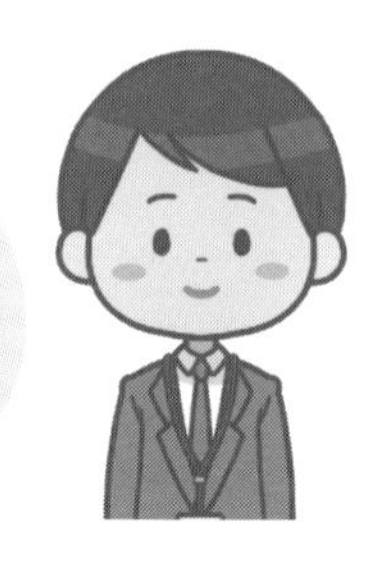

2 日本の社会保険制度

日本の社会保障制度をなす社会保険制度は、大きく医療保険、年金保険、介護保険、雇用保険、労災保険という５つのしくみにより支えられています。

➡社会保険
社会的な助け合いの精神に基づき、社会生活上の事故（疾病、死亡、障害、退職、失業、老齢）によって生じる生計の破綻を防止するため、保険料や税金を主要財源として国民生活の保障を図るしくみのこと。

[医療保険]

病気になったり怪我をして病院を受診すると、ときに高額な医療費が発生することがあります。そのため、皆で保険料を納め、医療が必要になった時にその保険料から（実際には保険料に加え税金も使われます）**医療費の一部を負担してもらう制度が**医療保険制度です。誰もが安心して医療を受けることができるようにするための制度です。

[年金保険]

一般的に高齢になれば仕事を辞めるなどして収入が減少しますが、日常生活を送るには金銭が必要となります。保険のしくみにより**老後の収入減少に備えるのが**年金保険制度です。安定した収入のある、若いころから継続して年金保険料を納めることで、自らが高齢者になった際に、年金が支給されることになります。**すべての国民は年金保険に加入**し、年金保険料を納めなければなりません。

[介護保険]

高齢になるにつれ、病気や怪我をすることも多くなり、ときに介護が必要になる場合があります。介護にかかる費用や、介護する家族の負担を**社会全体で支えるために生まれたのが**介護保険制度です。40歳になった時点から介護保険料を納めることで、将来的に介護が必要になった際に、介護サービスという形で給付が受けられます。

[雇用保険]

人生においては、会社の倒産や解雇、あるいは介護などを理由とした退職などにより、失業することも考えられます。職を失えば、当然収入がなくなり、日々の生活にも影響が出てくることになります。このような場合に、**金銭を給付して労働者の生活の安定を図る**とともに、**再就職の援助や教育訓練を行う**ことなどを目的とするのが雇用保険制度です。

[労災保険]

業務上において労働者が負傷したり、仕事が原因で疾病や傷害をもつことになったり、あるいは死亡した場合、治療費が発生したり、収入が減ったり途絶えることもあります。このような場合に、**被災した労働者やその家族に対して所定の保険給付等を行うのが**労災保険制度です。一人でも労働者を使用する者は加入が義務付けられ、保険料を負担することになります。

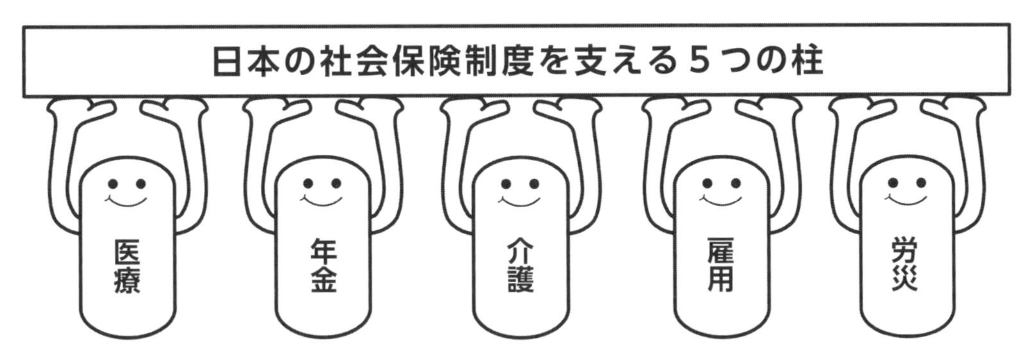

病気や怪我に備える**医療保険**、老後の生活に備える**年金保険**、介護が必要になった時に備える**介護保険**、失業に備える**雇用保険**、仕事上での怪我や病気に備える**労災保険**という５つの柱で日本の社会保険制度は成り立っています。

3 社会保障制度の変遷

現在の社会保障制度は、戦後の復興期を経て、高度経済成長期であった1960～70年代にその基本的な構造がつくられました。高度経済成長に伴い、国民が豊かになるにつれ、**社会保障の役割が、救貧から防貧へと移り変わっていきました**。制度としては、1958年（昭和33年）の国民健康保険法改正による国民皆保険の実現、そして翌年の国民年金法の制定による国民皆年金の実現という形で発展を遂げていくことになりました。しかし平成に入ると、少子化や高齢化の問題が大きくなり、加えてバブル経済の崩壊に始まる、景気の長期低迷が起こることになります。このことは、社会保障制度を支える財源を揺るがすことになりました。さらに、2000年（平成12年）には、高齢者の増加に伴う介護負担を社会全体で支えるために、介護保険制度も開始されることとなり、**社会保障にかかる費用はさらに増大していく**ことになります。

社会保障制度を支えるのは、税金や保険料です。そしてその大半の負担は、現役世代、すなわち**働いて税金や保険料を納める人たちが担っています**。さらに将来的には、高齢者たちを今の子どもたちが支えていくことになりますが、現在の少子高齢化の社会においては、一人が一人の高齢者を支えるような状況も予測されています。これからは、充実した社会保障を受けることのできる体制を維持しつつ、少子高齢社会に対応できるような制度の構造改革が求められることになります。

➡バブル経済
不動産や株式などの資産価格が実体経済とかけ離れて高騰すること。価格上昇の根拠が乏しく、下落基調に転じると過熱状態が一気にしぼみ、泡のように消えていくことからバブル経済とよばれます。日本では1986～1991年頃にバブル経済による好景気が訪れ、その後、崩壊して長い不況を経験することになりました。

年代	社会状況と問題	社会保障制度の特徴・変化
昭和20年代	戦後の混乱と国民の疲弊により、生活困窮者を早急に支援する必要性が生まれた。	生活困窮者の緊急支援と社会保障制度の基盤づくりが行われた。いわゆる「救貧」が社会保障の主な役割であった。
昭和30・40年代	戦後の復興により、高度経済成長期に入り、国民の生活水準も向上していった。	生活水準の向上に合わせ、社会保障制度の役割の中心が「救貧」から「防貧」へと変化。国民皆保険や国民皆年金が整備され、安心して働けることができるようになり、さらなる経済発展をとげることになる。
昭和50・60年代および平成初期	高度経済成長期の終焉により、経済成長は鈍化。安定成長への移行と共に社会保障制度も見直しが必要となる。しかし1990年頃のバブル経済の崩壊により、景気は長期低迷することとなる。	老人保健法の制定により医療費の一部を高齢者に負担させるなど、医療費財政の悪化を防ぐ手段などが講じられた。また年金制度改革により、給付水準の引き下げなども行われた。
平成～令和	少子化問題、高齢化問題が顕著となり、社会保障制度の構造改革の必要性が急務となる。少子化対策と合わせ、高齢者対策（とくに医療、年金、介護）についても大幅な改革が求められることになる。	高齢社会に備えるため、ゴールドプランや新ゴールドプランが策定されたほか、2000年に介護保険制度の創設が行われた。また少子化対策としてはエンゼルプランや新エンゼルプランなどが策定される。そして後期高齢者医療制度によって、高齢者の医療費を医療保険の枠組みから外すことになった。さらに年金給付年齢引き上げや介護保険の自己負担率も見直しなども行われ、予想以上に早く進む人口減少と少子高齢化への対応が不可欠となっている。

➡ゴールドプラン
高齢者への保健福祉の充実を目的として1989年に策定された高齢者保健福祉推進10か年戦略をゴールドプランといいます。その後、1994年には新ゴールドプラン、2000年にはゴールドプラン21が策定され、さらなる高齢者福祉の充実が図られました。

➡エンゼルプラン
1994年に子育て支援のために立てられた施策。それをさらに推し進めるために1999年に策定されたのが「重点的に推進すべき少子化対策の具体的実施計画」、通称「新エンゼルプラン」です。

03日目 おさらいドリル ちからがつく！

1 つぎの文章を読み、正しいものには○、誤っているものには×を書きましょう。

（1）年金保険料の納付は、個人の意思で決定することができる。 [ ]

（2）介護保険制度では、20歳を超えると保険料を納める義務が生まれる。 [ ]

（3）医療保険の財源は、すべて税金である。 [ ]

（4）経済成長や景気の停滞は、社会保障制度の維持に影響する。 [ ]

（5）高齢者の介護を社会全体で分担しようとするのが介護保険制度である。 [ ]

2 空欄にあてはまる語句を書きましょう。

（1）老後の収入減少に備える社会保険が ＿＿＿＿＿＿ 保険である。

（2）業務中の怪我や病気に備える社会保険が ＿＿＿＿＿＿ 保険である。

（3）日本の社会保障制度は、憲法に明記される ＿＿＿＿＿＿ 権に基づく。

（4）経済発展に伴い救貧から ＿＿＿＿＿＿ へと社会保障の目的が変化した。

（5）国民すべてが何らかの医療保険に入ることを ＿＿＿＿＿＿ 保険という。

3 つぎの設問に答えましょう。

（1）雇用保険の目的とはどのようなものか。簡潔に答えなさい。

（2）少子高齢化により、社会保障制度にはどのような問題が起こるか。

※答えは P.59 からの解答を参照

04日目 医療保険制度のきほん

1 医療保険と国民皆保険

病気や怪我が、いつその身に降りかかることになるかは誰にもわかりません。しかし、一度も病院にかかったことがない人はまずいない、という点でも**病気や怪我は誰もが抱えるリスク**ともいえます。病気や怪我の診断や治療には医療費がかかりますが、ときに思いがけないほど高額になる場合もあります。病気や怪我などによって高額な医療費が発生したときのために、前もって**皆でお金を出し合い、貯めておくことでリスクに備える**社会保険のしくみが医療保険制度です。民間会社が取り扱い、個人が自由に契約する民間の医療保険とは区別する意味で、公的医療保険ともよばれます。

日本では、国民全員が何らかの医療保険に自動的（強制的）に加入するしくみがとられており、いざというときに誰もが安心して医療を受けられるような体制が整備されています。このしくみを国民皆保険といいます。**医療保険制度は**健康保険法**に基づいて定められているしくみです**。すなわち、日本国民は、いざというときに安心して医療を受けられることが法律で保障されていることになります。そのため、社会保険方式を基本としながら、**保険料に加え、公費すなわち税金も財源**として使われます。

➡健康保険法
健康保険のあり方をはじめ、被保険者、保険者の定義、保険給付や費用の負担の方法等について規定した法律。

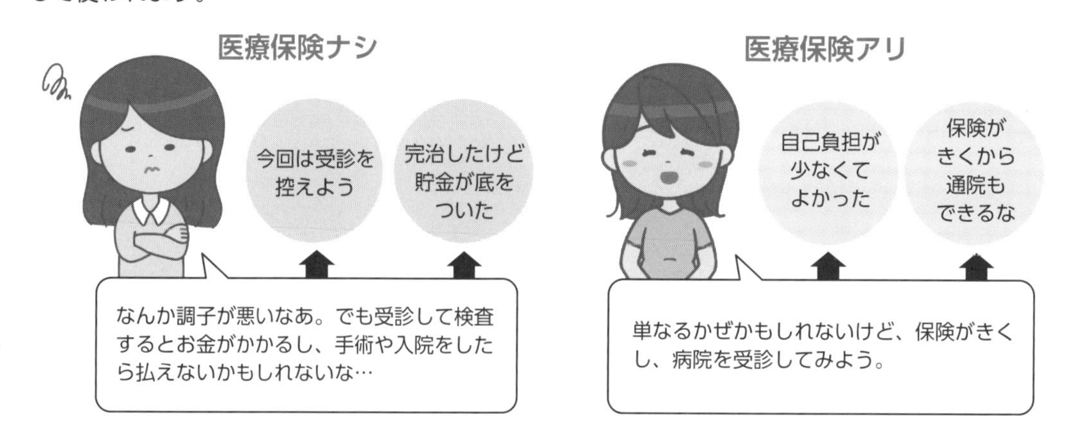

2 わが国の医療保険の特徴

医療保険制度により、万が一病気や怪我をしたときには、かかった医療費の一部を負担するだけで医療を受けることができます。自己負担率は、一般的に3割、6歳未満の未就学児は2割、70歳以上は2割、さらに75歳以上は1割（実際は、75歳以上は医療保険の枠組みを外れて後期高齢者医療制度の枠組みに入ります）とされています。ただし、70歳以上でも**現役並みの収入がある場合には**3割負担、75歳以上でも**一定以上の収入があれば**2割、**現役並みの収入があれば**3割の自己負担とされています。これは、増え続ける高齢者によって社会保障制度が破綻（はたん）しないためとされます。

さらに、同一月に家計を圧迫するような高額な医療費の自己負担が必要となった際に、限度額を超えた分について払い戻しを受けることのできる、高額療養費制度も整備されています。

また我が国においては、**受診したい医療機関を本人が自由に選択できる**ようになっています。これをフリーアクセスといい、日本の医療保険制度の特徴の一つです。あたりまえのように思えますが、国によっては医療機関を選択する権利を持たない場合もあります。

➡フリーアクセス
希望する医療機関を自分で選び、いつでも受診できるしくみ。アメリカやイギリスなどの国では、国民が自由に医療機関を選択することができません。

③ 国民健康保険と被用者保険

医療保険は、大きく国民健康保険と被用者保険に分けることができます。会社や団体に勤め雇用されているもの（＝被用者）が加入する医療保険を被用者保険というのに対し、被用者保険の対象にならない自営業者や無職者（子どもや主婦など）が加入する医療保険を国民健康保険といいます。

①国民健康保険

国民健康保険においては、**自営業者や無職の人**が加入者、すなわち被保険者で、保険を運営する市町村、都道府県、そして国民健康保険組合が保険者となります（**保険者は国ではありません**）。国民健康保険は、サラリーマンや公務員などの被用者保険に加入している人や、生活保護を受けている人は加入対象ではありません。ただし、会社を辞めて自営業者や無職になった場合や、生活保護を受ける必要がなくなったときは、**国民健康保険に加入し、保険料を支払う必要**があります。国民健康保険においては、保険料は**世帯の加入人数や年齢、収入などで決まります**（自治体によって異なります）。

②被用者保険

企業や団体に勤めている人や公務員（その扶養を受ける家族も含む）が加入し、企業や団体によって運営されているのが被用者保険で、職域保険ともよばれます。被用者保険には、

- 組合管掌健康保険：おもに大企業や同業企業により組織される団体が運営する健康保険
- 協会けんぽ：おもに中小企業を対象とし都道府県に設置されている全国健康保険協会が運営
- 共済保険：公務員や教職員が加入する共済組合によって運営される共済保険
- 船員保険：船員法によって定められた船舶の乗組員が加入する健康保険

などがあります。被用者保険においては、保険料は**給与に応じた標準報酬月額で決まります**。

➡扶養
収入がない、あるいは収入の少ない子どもや配偶者、両親などの親族を、主に生計を担っている者が自身の収入によって養うこと。

国民全員が何らかの医療保険に強制的に加入することで
いつでも安心して医療が受けられるようにするしくみ　＝国民皆保険

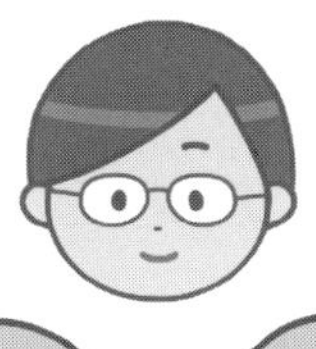

本人ー家族の区別はなく、全員が被保険者となる。

国民健康保険
自営業者や無職の人、学生、子どもなど、被用者以外のすべての者が加入する保険で、地域保険や市町村国保ともよばれます。
保険者は都道府県と市町村、または国民健康保険組合です。

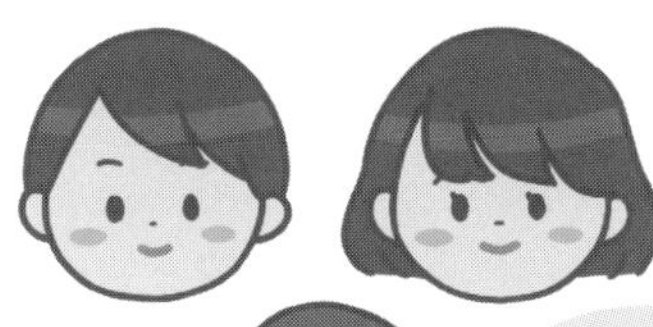

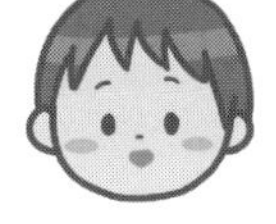

被用者保険では扶養される家族も対象となる！

被用者保険
会社員や公務員、船員など、雇われている人（被用者）が加入する保険で、職域保険ともよばれます。
会社等を辞めた場合は、国民健康保険に加入する必要があります。

※75歳以上の高齢者は、後期高齢者医療制度の適用により医療の給付を受けます。

4 医療保険の問題点

国民健康保険では、**保険料の全額を被保険者本人の自己負担として支払う**のに対し、被用者保険では保険料は**企業や団体と被保険者の折半で支払います**。また被用者保険では本人が加入すれば、その**扶養を受ける家族も医療給付を受けることができます**が、国民健康保険では本人と家族の区別はなく、子どもや主婦（主夫）などの被扶養者であっても、全員が被保険者として保険料を納めなくてはなりません（実際は、世帯の総所得に応じて世帯主に請求されます）。さらに被用者保険では、傷病手当金や出産手当金が支給されるのに対し、国民健康保険では支給がありません。このような医療保険間の格差に加え、経済的な理由により国民健康保険料を納付することができず、結果として未加入となっている人がいるのも事実です。

➡傷病手当金
被保険者が病気や怪我で休職したときに支給される手当金。被用者保険の加入者が申請することで受給することができます。

➡出産手当金
被用者保険の被保険者が出産のため会社を休み、その間に給与の支払いを受けなかった場合に支給される手当金のこと。

➡高齢者
わが国では65歳以上を高齢者といい、さらに74歳までを前期高齢者、75歳以降を後期高齢者として区分しています。

5 後期高齢者医療制度

75歳以上の高齢者が加入する健康保険が後期高齢者医療制度で、「高齢者の医療の確保に関する法律」を根拠に定められています。この制度により、75歳を超えた高齢者（後期高齢者）は、医療保険の枠組みから外れ、後期高齢者医療制度の枠組みに入ります。後期高齢者医療制度は、一般的に所得が減少する一方でかかる医療費が増大する高齢世代に対し、その医療費を社会全体で支えるために、2008年（平成20年）より施行されました。

後期高齢者医療制度においては、75歳以上の高齢者と、65歳以上で障害認定を受けた人が被保険者となります。そして保険者は、都道府県ごとに設けられた後期高齢者医療広域連合です。75歳になった際の加入については、特に手続きは不要で、自治体から保険証（後期高齢者医療被保険者証）が交付されることで自動的に後期高齢者医療制度の適用となります。また65歳以上で一定の障害のある人は、自治体の認定を受けることで早期に加入することができます。

後期高齢者医療制度では、当初かかった医療費に対する自己負担率は1割でしたが、**高齢者の増加に伴う医療費増大や、現役世代の負担増加が問**題となったため、現在は、基本的な自己負担率を1割とし、一定以上の収入がある高齢者は2割、現役並みの収入がある高齢者は3割を自己負担することになっています。

適用	対象	自己負担率	備考
医療保険	生後～未就学児	2割	生後から自動的に加入となるのが医療保険です。実際には世帯収入に合わせ、扶養家族分も含めて世帯主に保険料が請求されます。自治体によっては、中学校まで医療費無料などの措置を取っている場合がありますが、あくまで各自治体の優遇措置であり、それぞれの自己負担額が医療費から使われています。
	小学校入学～69歳	3割	
	70～74歳	2割	原則2割の自己負担ですが、現役並みの所得がある人は3割の自己負担となります。
後期高齢者医療制度	75歳以上	1～3割	75歳以上の後期高齢者は、医療保険の枠組みから外れ、後期高齢者医療制度の適用を受けます。また65歳以上の人で、障害認定を受けた場合には、後期高齢者医療制度の適用を受けることができます。医療費の自己負担率は原則1割ですが、現役並みの所得者」とみなされる場合は3割、一定以上の所得がある場合は2割となっています。
	65歳以上		

04日目 おさらいドリル ちからがつく!

1 つぎの文章を読み、正しいものには○、誤っているものには×を書きましょう。

(1) 医療保険の財源は、すべて税金である。 [ ]

(2) 医療保険における医療給付には、一部自己負担がある。 [ ]

(3) 国民健康保険は、被用者保険である。 [ ]

(4) 後期高齢者医療制度は、老人福祉法により定められる制度である。 [ ]

(5) 後期高齢者医療制度における保険者は、国である。 [ ]

2 空欄にあてはまる語句・数字を書きましょう。

(1) 未就学児の医療費の自己負担率は ＿＿＿＿＿＿ 割である。

(2) 限度額を超えた医療費は ＿＿＿＿＿＿ 制度により払い戻しされる。

(3) 船舶の乗組員が加入する被用者保険を ＿＿＿＿＿＿ 保険という。

(4) ＿＿＿＿＿＿ 歳以上の高齢者は、後期高齢者医療制度の適用を受ける。

(5) 後期高齢者医療制度において最も高い自己負担率は ＿＿＿＿＿＿ 割である。

3 つぎの設問に答えましょう。

(1) 国民皆保険とは何か。簡潔に答えなさい。

(2) 医療制度におけるフリーアクセスとは何か。簡潔に答えなさい。

※答えは P.59 からの解答を参照

05日目 年金保険制度のきほん

1 年金とは？

人は、年齢を重ね高齢になるにつれ、業務内容や役割の変更、あるいは退職といったように、仕事面にも変化が起こります。このような変化に伴い、**一般的には高齢になると収入は減少**します。一方で高齢者は、老化による病気や怪我が多くなり、**医療費や介護費などは増大する傾向**にあります。また老年期であっても、衣食住には当然費用がかかることになります。このような、老年期における収入減少と、医療費などの経済的な負担増のアンバランスに対応するために給付されるのが年金です。すなわち、高齢になるにつれて十分な所得を得ることが困難になった場合の生活を支えるために支給される金銭が年金で、それを支えるしくみが年金保険制度なのです。

➡老年期
人生をいくつかの段階に分けたとき、その最終段階を老年期といいます。例えば心理学者のエリクソンは、人生を乳児期・幼児期初期・遊戯期・学童期・青年期・前成人期・成人期・老年期に分類しました。

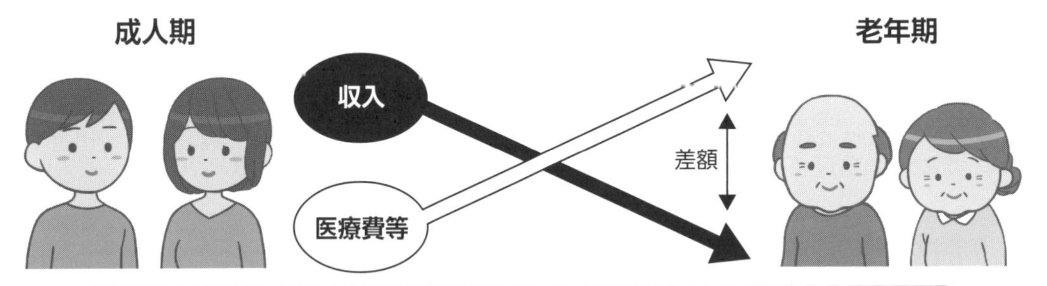

老年期における収入の減少と医療費等の増大のギャップを埋めるのが年金です。

2 年金保険制度

年金保険制度は、皆でお金を出し合い、老年期におけるさまざまなリスクに備える、という保険の形がとられています。ただし、安定した年金給付を実現するために、その財源は**半分が加入者が納める保険料、残りが国庫いわば税金**となっています。年金保険制度においては、年金（老齢年金）の給付を受けることができるのは原則65歳以上となっています。そのため、現時点で高齢者に支払われる年金は、**現役世代が「いま納めている」年金保険料**ということになります。では、現役世代が将来的に給付を受ける年金を支払うのは誰でしょうか。それは将来の現役世代、すなわち今の子どもたちです。このように、わが国の公的年金制度は、**世代間で行われる扶養・支え合いのしくみ**であるということができます。

公的年金制度＝世代間での扶養（支え合い）

年金給付 ◀---------- 年金保険料　　年金給付 ◀------- 年金保険料（将来）

現役世代により支払われた年金保険料は、「現在」の高齢者に支払われます。

20歳以上の国民全員は、60歳になるまで年金保険料を支払う義務があります。

「現在」の現役世代に将来支払われる年金は、「現在」の子ども＝「未来」の大人たちが将来的に負担します。

3 国民年金

わが国における公的年金制度には、国民年金と厚生年金の２種類があります。国民年金（基礎年金ともいいます）は、20歳以上の国民全員（学生や無職、自営業、会社員含むすべて）が加入を義務付けられている社会保険です。原則的に65歳以上から受給可能となる年金の給付を受けるためには、20歳を超えてから60歳になるまでの間に、10年以上年金保険料を納付する必要があります（以前は受給のための最低納付期間は25年でしたが、2017年８月より、柔軟に対応するために10年に短縮されました）。国民年金の加入者は、職業などの条件により、自営業者や学生などの第１号被保険者、会社員や公務員の第２号被保険者、第２号に扶養される配偶者である第３号被保険者に分けられますが、その**保険料は所得に関わらず定額**です。ただし年金の支給額は、20歳から60歳になるまでの40年間における年金保険料の**納付月数によって決まる**ことになります。

分類	条件
第１号被保険者	日本国内に住所を有する20歳以上60歳未満の者で、第２号被保険者および第３号被保険者以外をいいます。具体的には、自営業者や農業者らとその家族、学生、無職者などを指します。
第２号被保険者	国民年金の加入者のうち、厚生年金保険に加入している70歳未満の被保険者をいいます。具体的には、会社員や公務員などを指します。ただし65歳以上の厚生年金の加入者で、老齢または退職を支給事由とする年金給付の受給権がある人は、第２号被保険者とはなりません。
第３号被保険者	20歳以上60歳未満で、第２号被保険者の被扶養（被保険者により生計を維持されている）配偶者をいいます。具体的には、会社員や公務員の妻（または夫）を指します。

4 厚生年金

会社員や公務員が加入する公的年金が厚生年金です（かつて公務員が加入するのは共済年金とよばれていました）。会社員や公務員は**国民年金に加えて厚生年金の被保険者**となり、就職から退職までの加入期間（その人が国民年金の第２号被保険者として保険料を納めた期間）について、厚生年金の保険料を支払うことになります。厚生年金の保険料は**給与額に応じて保険料額が異なり**、給与が多いほど支払う保険料も多くなりますが、その分**将来の受給額も増えます**。保険料の半分は従業員（被保険者）の給与から天引きされ、もう**半分を勤務先が負担**し、併せて勤務先が厚生年金保険料として納めることになっています。会社員や公務員は、**国民年金と厚生年金の両方に加入**している形になり、将来的に両方の年金給付を受けることができます。さらに、厚生年金の保険料には、国民年金の保険料も組み込まれています（実際には厚生年金の保険者、すなわち企業や団体側が国民年金の費用を代わりに負担しています）。そのため、**国民年金の保険料を重複して納める必要はありません**。その点が、国民年金にしか加入できない人との格差を生む原因ともなっています。

➡共済年金
以前まで、公務員や私立学校教職員等の加入する年金保険は共済年金とよばれていました。現在は会社員と同じ厚生年金に一元化されています。

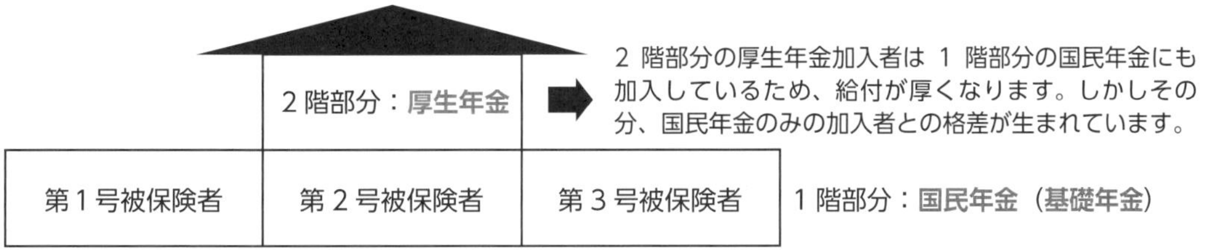

２階部分：**厚生年金**

２階部分の厚生年金加入者は１階部分の国民年金にも加入しているため、給付が厚くなります。しかしその分、国民年金のみの加入者との格差が生まれています。

第１号被保険者	第２号被保険者	第３号被保険者

１階部分：**国民年金（基礎年金）**

5 年金の種類

給付される公的年金には、老齢年金、障害年金、そして遺族年金の３種類があります。それぞれ国民年金の適用を受けて受給できるものと、厚生年金の適用を受けて受給できるものがあります。

①老齢年金（老齢基礎年金・老齢厚生年金）

老齢に達した人に支払われるのが老齢年金です。65歳から受給が可能になる年金ですが、60歳以後であれば希望する時点から**繰上げて受給**することもできます。また反対に、66歳から70歳になるまでの希望する時点から**繰下げて受給**することもできます。繰上げ受給をした場合は一定の割合で支給額が減額、繰下げ受給をした場合は増額されることになります。

②障害年金（障害基礎年金・障害厚生年金）

国民年金や厚生年金の加入者が、病気や怪我によって障害が残った場合（障害基礎年金は障害等級１～２級、障害厚生年金は障害等級１～３級）に受けとることのできる年金が障害年金です。給付される年金額は、障害の程度や配偶者の有無、子供の数などによって異なります。ただし、生まれつきの障害を持った子や子どもの頃に障害を負った場合には、20歳から障害基礎年金が支給されます。

③遺族年金（遺族基礎年金・遺族厚生年金）

国民年金や厚生年金の被保険者、あるいは被保険者であった人が亡くなった場合に、その人に生計を維持されていた遺族に支払われるのが遺族年金です。遺族基礎年金の場合、亡くなった人に生計を維持されていた「子のある配偶者」または「子」が受け取ることができます。ここでいう子とは、18歳になった年度の３月31日までにある者または、20歳未満で障害年金の障害等級１級または２級の状態にある者で、婚姻していない場合に限ります。また死亡当時、胎児であった者も対象です。

老齢年金	障害年金	遺族年金
長く働いてきた人が、安心して老後を過ごしてもらえるように支給される年金	万が一病気やけがによって障害が残ってしまった場合に支給される年金	生計を維持していた人が亡くなった後も家族が困らないようにするための年金

6 国民年金基金と私的年金

国民年金にしか加入できない人と厚生年金に加入している人との格差を埋めるため、自営業者など厚生年金に加入できない国民年金の第１号被保険者が、老齢基礎年金に上乗せする形で**任意に加入する**のが国民年金基金です。また、公的年金とは別に、老後の生活に備えて個人の判断で積み立てを行うものを私的年金といいます。私的年金には、私企業が従業員の退職後の生活保障のために福利厚生の一環として独自に導入する企業年金のほか、証券会社や保険会社、銀行などと契約して掛金を支払い、自分で選択した方法で運用し、原則60歳以降に受け取る形の個人型確定拠出（きょしゅつ）年金（iDeCo：イデコ）や個人年金型商品などがあります。いずれにしても、少子高齢化に加え、世界的にみても長寿国の日本において、長い老後を安心して生活していくために**個人の判断で加入するのが私的年金**です。

国民年金基金や私的年金は、第１号被保険者および第３号被保険者にとっての２階部分や、第２号被保険者にとっての３階部分の役割を果たすものといえます。

➡ iDeCo
個人型確定拠出年金のことで、自分で拠出した掛金を自分自身で運用し、将来に備える私的年金制度。掛金を原則65歳まで積み立てすることができ、受取は原則60歳以降に可能となります。

05日目 おさらいドリル

ちからがつく！

1 つぎの文章を読み、正しいものには○、誤っているものには×を書きましょう。

（1）国民年金の受給額は、国民すべて一律である。 [　　　]

（2）老齢年金の受給は、繰り下げることも可能である。 [　　　]

（3）生まれつき障害を持っている子は、障害年金の受給資格を有する。 [　　　]

（4）遺族基礎年金の受給資格は、被保険者の死亡時に出生している子に限る。 [　　　]

（5）国民年金基金への加入は、任意である。 [　　　]

2 空欄にあてはまる語句・数字を書きましょう。

（1）公的年金は、国民年金と ＿＿＿＿＿＿ 年金からなる。

（2）国民年金は ＿＿＿＿＿＿ 歳以上の国民すべてに加入が義務付けられている。

（3）国民年金を受給するための最低限の年金納付期間は ＿＿＿＿＿＿ 年である。

（4）老齢年金の給付を受けることができるのは原則 ＿＿＿＿＿＿ 歳以上である。

（5）民間企業等が運営し、個人の判断で加入する年金を ＿＿＿＿＿＿ 年金という。

3 つぎの設問に答えましょう。

（1）国民年金の第１号被保険者とはどのような者をいうか。

（2）少子化が将来の年金制度に影響を与えるのはなぜか。

※答えはP.60からの解答を参照

06日目 介護保険制度のきほん①

1 介護保険とは？

介護保険とは、**老化による衰えや病気などにより介護が必要となった時に備え**、金銭面やさまざまな介護サービスの提供を受けることができるように、少しずつ保険料を納付しておく社会保険のしくみの一つです。近年の急激に進む高齢化により医療費の急騰（きゅうとう）が起こり、高齢者の医療にかかる費用負担を税金や医療保険の保険料だけで賄（まかな）うことが困難になってきました。同時に核家族化や共働き世帯の増加などにより、各家庭だけで高齢者の介護を負担していくことも難しくなりました。そこで、個人の負担によるところの多かった**高齢者の介護を社会全体で支えていくしくみ**が必要となり、介護保険制度が生まれることになったのです。

➡**核家族**
夫婦とその未婚の子どもで構成される家族のこと。また夫婦のみの世帯や一人親世帯も含まれます。かつてに比べ、3世代同居家族などの大家族が減少し、核家族が増えていきました。

介護保険制度により、すべての国民は40歳を迎えたときから介護保険料（所得段階別の定額）を負担する義務を負うことになり、そしてその**納付義務は亡くなるまで**に続きます。納付された保険料と税金により介護保険制度が維持され、さまざまな介護サービスが提供されます。

具体的には、加齢によって生じる心身の変化や疾病などにより介護が必要な状態となり、入浴、食事、排泄の援助や、看護、療養上の管理、医療が必要な者に対して、自立した日常生活を送るために必要な介護サービスを利用できるようになっています。

家族だけで
介護するのは大変。
負担が大きすぎる…。
お金もかかるし、
負担もかけて、
家族に申し訳ない。
介護保険
独自の財源
介護のための
人員や施設
さまざまな
介護サービス
介護を社会全体で支えるため、独自の財源により
介護給付を行うためのしくみが介護保険制度です。

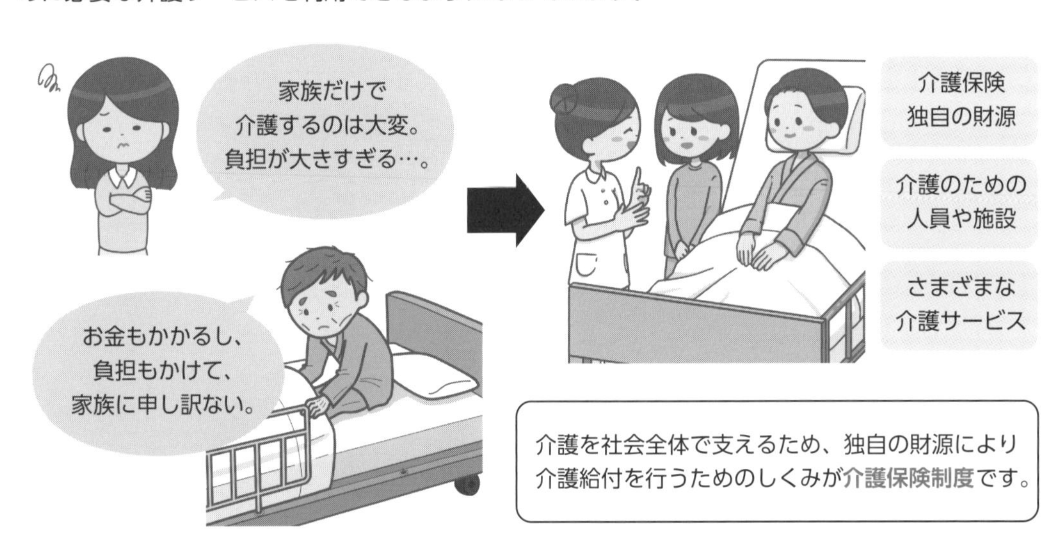

2 介護保険法

高齢者の介護を社会全体で支えていくしくみをつくるために1997年に成立し、2000年より施行（しこう）されたのが介護保険法で、わが国の**介護保険制度の法的根拠**となっています。介護保険における被保険者や介護保険料の徴収、自己負担率、給付の条件、給付されるサービスなどの詳細は、すべてこの介護保険法で規定されています。

2000年に施行された介護保険法は、2005年以降、高齢者を取り巻く状況や社会のニーズに合わせて、3年に一度の法改正が実施されています。これまでの改正により、介護保険サービス利用時の自己負担額の引き上げのほか、サービスの拡充や支援体制の強化が行われてきました。

改正年（翌年施行）	おもな改正内容・取り組み
1997年介護保険法成立	高齢者の増加に伴い、新しい時代の高齢者医療を担う制度の必要性から、老人福祉法や老人保健法では不十分だった高齢者介護を支えるための法律として、介護保険法が成立。
2000年介護保険法施行	高齢者の介護を社会全体で支えていくために介護保険法が施行され、介護保険制度がスタート。「高齢者の自立支援」「利用者本位」「社会保険方式」の3つを理念とする。
2005年介護保険法改正	軽度の要介護者の急増に伴い、予防重視システムへの転換が行われる。新しい予防給付や地域支援事業を創設し、状態が悪化していかないようなサービスの確立と質の向上が図られる。
2008年介護保険法改正	介護保険事業者の不正事業の発生により、再発防止と介護保険事業の適正化を図るため、法令遵守体制の整備の義務化や事業者本部への立入検査権の創設、不正事業者の処分逃れ対策などが行われた。
2011年介護保険法改正	高齢者が住み慣れた地域で自立した生活を営めるよう、医療、介護、予防、住まい、生活支援サービスが切れ目なく提供される「地域包括ケアシステム」の構築に向けた取り組みを推進する。
2014年介護保険法改正	一定以上の所得のある利用者の自己負担を2割に引き上げ。特別養護老人ホームの新規入居条件を要介護3以上とする。予防給付（訪問介護・通所介護）を地域支援事業に移行し、事業を充実させる。
2017年介護保険法改正	自己負担2割の者のうち、現役並みの収入のある利用者の自己負担を3割とする。また日常的な医学管理や看取り、ターミナル等の機能と、生活施設としての機能とを兼ね備えた介護医療院を創設。
2020年介護保険法改正	医療・介護データ基盤の整備推進や福祉用具のレンタル費の適正化、介護人材確保および業務効率化の取り組み強化など、複雑化・複合化した支援ニーズに対応するサービス提供体制の整備を目指す。
2023年介護保険法改正	自己負担率の見直しや乱立した小規模介護事業者法人の大規模化や協働化、介護人員の配置基準の見直し等が議論される。増え続ける高齢者に対応した介護保険制度の維持が課題となる。

3 保険者と被保険者

介護保険法においては、保険者は市町村と特別区（広域連合を設置している場合は広域連合）になります。そして被保険者は第１号被保険者と第２号被保険者に分けられます。第１号被保険者は65歳以上の者、第２号被保険者は40歳以上65歳未満の医療保険加入者で、いずれも給付を受ける市町村に居住していることが条件となります。但し、第２号被保険者として介護サービスの給付を受けるためには、末期がんや関節リウマチなど、**老化に起因すると定められた疾患**（特定疾患）**が原因で要介護状態になったと認められた場合**に限られます。

➡**特別区**
市町村に準ずる自治体で、東京都にある23区の正式名称。政令指定都市にある「区」とは区別されます。

■ 介護保険の適用を受けることのできる特定疾患（2024年時点）

1	がんの末期	9	脊柱管狭窄症
2	関節リウマチ	10	早老症
3	筋萎縮性側索硬化症（ALS）	11	多系統萎縮症（シャイ・ドレーガー症候群など）
4	後縦靭帯骨化症	12	糖尿病性神経障害、糖尿病性腎症、糖尿病性網膜症
5	骨折を伴う骨粗鬆症	13	脳血管疾患
6	初老期における認知症（アルツハイマー病、脳血管性認知症など）	14	閉塞性動脈硬化症
7	進行性核上性麻痺、大脳皮質基底核変性症、パーキンソン病	15	慢性閉塞性肺疾患（肺気腫、慢性気管支炎、気管支喘息など）
8	脊髄小脳変性症	16	両側の膝関節又は股関節に著しい変形を伴う変形性関節症

4 要介護認定

介護保険におけるサービスの給付を受ける際には、被保険者自ら、または代理人が**市町村や特別区に対し申請を行う必要**があります。申請後、市町村等の職員や介護支援専門員（ケアマネジャー）が申請者の元を訪問し、現在の状況を聴き取り調査（調査内容は全国共通）します。聴き取り調査などの情報をもとにコンピューターによる一次判定、続いて介護認定審査会（医師や保健師、看護師などの５名ほどで構成）による二次判定を経て、要介護状態または要支援状態であると認定されて通知を受けると（原則、申請から30日以内に通知されます）、初めて給付資格を得ることができます。またサービスを受ける際には、交付される介護保険の被保険者証（第２号被保険者の場合は医療保険の保険者証）と介護保険負担割合証を提示します。

判定では、**より多くの介護が必要とされる順から**要介護５～１、要支援２～１の７段階および、非該当（自立）に分類されますが、該当する枠により利用できるサービスや支給限度額が決まっており（要介護５が一番高くなります）、それ以上のサービス給付を希望する場合は利用者の自己負担となります。

介護認定の結果に納得ができない場合には、**介護保険審査会へ不服の申し立て**をすることができます。また要介護認定は原則６ヶ月ごとに見直し、更新が行われますし、怪我や病状によっては随時見直しを申請することもできます。

➡要介護
日常生活全般に介護が必要な状態。軽度な１から寝たきりで寝返りをうつのにも介護が必要な状態の５までに区分されます。

➡要支援
基本的には１人でも生活できる程度ですが、部分的に介助が必要な状態を要支援とします。立ち上がる時の動作などに支援が必要な程度の要支援１と、さらに悪化しないような予防的ケアを必要とする要支援２に分けられます。

■ 要介護認定までの流れ

1	申請	市町村もしくは地域包括支援センターの窓口へ申請書類を提出します。
2	訪問調査	調査員（市町村職員や介護支援専門員など）が対象者を訪問し、心身状態や日常生活の状況、家庭環境などの聴き取り調査を行います。
3	一次判定	認定調査票に記載された結果に基づき、コンピューターによる集計、そして判定が行われます。
4	二次判定	介護認定審査会において、一次判定の結果と主治医の意見を参考に判定が行われます。判定により要介護５～要支援１の７段階および、非該当に区分されます。
5	認定通知	原則として、申請後30日以内に認定結果が通知されます。介護認定の有効期間は、新規の場合原則６ヶ月（状態に応じ３～12ヶ月まで設定）、更新の場合は原則12ヶ月（状態に応じ３～24ヶ月まで設定）となります。また、認定結果を不服とする場合は、介護保険審査会への申し立てができます。
6	利用開始	ケアプランを作成し、利用を開始します。利用中に著しく心身の状態の変化があった場合は、有効期間を待たずに介護度変更の申請ができます。

06日目 おさらいドリル ちからがつく！

1 つぎの文章を読み、正しいものには○、誤っているものには×を書きましょう。

（1）介護保険制度の根拠となるのは、医療保険法である。 [　　　　]

（2）介護が必要になった場合には、介護保険料の納付義務は免除される。 [　　　　]

（3）介護保険の保険者は、国である。 [　　　　]

（4）要介護認定は、都道府県が行う。 [　　　　]

（5）介護保険の第１号被保険者には、介護保険被保険者証が交付される。 [　　　　]

2 空欄にあてはまる語句・数字を書きましょう。

（1）介護保険料の納付義務は ＿＿＿＿＿＿ 歳から生じる。

（2）介護保険の第１号被保険者は、 ＿＿＿＿＿＿ 歳以上の者をいう。

（3）要介護認定は、非該当を除き ＿＿＿＿＿＿ 段階に分けられる。

（4）介護給付の限度額が最も高いのは、要 ＿＿＿＿＿＿ である。

（5）介護給付の限度額が最も低いのは、要 ＿＿＿＿＿＿ である。

3 つぎの設問に答えましょう。

（1）介護保険制度が制定されることになった背景とは何か。簡潔に説明しなさい。

（2）介護保険制度における第２号被保険者とは、どのような者をいうか。

※答えは P.60 からの解答を参照

07日目 介護保険制度のきほん②

1 介護保険の給付サービス

介護保険制度においては、被保険者が要介護または要支援状態になったと認められた場合に、**金銭ではなく、**介護サービス**という現物で給付**を受けることができます。介護サービスの給付には、要介護1～5の人が受けることのできる介護給付と、要支援1～2の人が受けることのできる予防給付があります。要介護の人を対象としてより手厚く幅広い介護サービスを受けることのできる介護給付に対し、要支援と認定された人がそれ以上悪化して要介護になるのを予防するためのサービスを中心に受けることができるのが予防給付です。

また、提供されるサービスの種類は、大きく居宅サービス、地域密着型サービス、そして施設サービスに分けられます。これらのサービスについては、かかった費用に対して一定の自己負担をすることで提供されます。自己負担率は所得によって段階的に異なり、現役並みの収入がある場合は3割、一定の収入がある場合は2割、そしてそれ以外は1割となっています。

[予防給付＝対象は要支援者]

予防給付の例	給付内容
介護予防訪問看護	自宅を訪問した看護師や保健師などが、医師の指示により健康チェックをします。
介護予防訪問入浴介護	自宅を訪問した看護職員や介護職員が入浴の支援サービスを行います。
介護予防通所リハビリテーション	利用者が医療機関などに通い、日帰りでリハビリテーションなどを受けられます。
介護予防福祉用具貸与	福祉用具の貸出を行います。
介護予防住宅改修	利用者が自宅での生活を続けられるようにするための住宅改修費用を支給します。

[介護給付＝対象は要介護者]

介護給付の例	給付内容
夜間対応型訪問看護	利用者が24時間可能な限り自宅で自立した生活を送れるよう、夜間帯にヘルパーが自宅を訪問するサービス。
訪問介護	ヘルパーが自宅を訪問し、身体介護のほか、掃除や洗濯、買い物などの生活援助を行います。
通所介護（デイサービス）	施設に通ってもらい、食事や入浴などの支援、機能訓練、口腔機能向上サービスなどを日帰りで提供します。
介護老人福祉施設	入所した利用者に、入浴や排泄、食事等の日常生活の世話や機能訓練、健康管理及び療養上の世話を行います。
介護老人保健施設	在宅復帰を目指す要介護者の入所を受け入れ、リハビリや必要な医療、介護などを提供します。

2 居宅サービス

介護を受ける際、自宅から施設まで移動するのは、介護の必要な高齢者やその家族にとっても大きな負担となります。高齢者の身体的負担を軽減するためにも、介護保険で提供されるサービスのうち、要介護者・要支援者が、**現在居住している自宅に住んだまま利用**することのできる介護サービスが居宅サービスとよばれます。居宅サービスには、訪問によって看護や介護を受ける訪問型サービスのほか、自宅から通う形で施設に赴(おもむ)いて介護を受ける通所型サービス、短期間だけ施設に入所し、食事や排泄、入浴といった日常生活の介護や、健康管理、指導などの看護、リハビリなどを受ける短期入所型サービス、そして福祉用具のレンタルなどのサポートを受けることのできる環境支援型サービス、といったものがあります。

社会保障と医療のきほん要点整理 & ドリル

総仕上げ！ 力試しの 100 問テスト

別冊

解答・解説

[解答早見表]

問題番号	正解	問題番号	正解	問題番号	正解
問1	③	問35	①	問69	③
問2	④	問36	②	問70	③
問3	③	問37	①	問71	②
問4	④	問38	②	問72	④
問5	②	問39	②	問73	②
問6	①	問40	②	問74	①
問7	②	問41	①	問75	④
問8	④	問42	③	問76	③
問9	①	問43	④	問77	④
問10	②	問44	②	問78	①
問11	②	問45	④	問79	④
問12	①	問46	②	問80	③
問13	④	問47	③	問81	③
問14	②	問48	④	問82	①
問15	③	問49	①	問83	①
問16	②	問50	④	問84	④
問17	②	問51	③	問85	④
問18	①	問52	④	問86	③
問19	③	問53	③	問87	③
問20	②	問54	③	問88	②
問21	③	問55	②	問89	③
問22	①	問56	④	問90	③
問23	③	問57	②	問91	①
問24	①	問58	①	問92	②
問25	①	問59	①	問93	④
問26	④	問60	②	問94	③
問27	④	問61	①	問95	④
問28	④	問62	④	問96	④
問29	②	問63	②	問97	②
問30	①	問64	①	問98	③
問31	①	問65	③	問99	③
問32	④	問66	②	問100	④
問33	②	問67	②		
問34	③	問68	①		

問１　③

解説▶

世界保健機関（WHO）の定義では、身体の健康、心の健康、そして社会的・人間関係的な健康がそろった状態が真の健康であるとされています。

問２　④

解説▶

すべての国民が健康で文化的な最低限度の生活を営む権利、すなわち生存権を有すると保障しているのが憲法第25条です。

問３　③

解説▶

生存権は、病気や失業などで困っている人々にとって特に重要であり、この権利を元に生活保護などが制度に組み込まれています。

問４　④

解説▶

「最先端の技術」ではなく、「利用可能な適正な技術」です。たとえ最先端かつ最高の医療技術があったとしても、その地域にある人々が活用できなければ意味がありません。

問５　②

解説▶

1978年にアルマ・アタ（旧ソビエト連邦、現在はカザフスタン共和国）においてWHO（世界保健機関）とユニセフの共同で開催された「プライマリヘルスケアに関する国際会議」において採択されたのがアルマ・アタ宣言です。アルマ・アタ宣言では、「すべての人々に健康を」というスローガンのもと、健康が基本的人権であると明言されました。

問６　①

解説▶

ヘルスプロモーションとは、WHO（世界保健機関）が1986年にカナダのオタワで開催した第１回ヘルスプロモーション会議において採択されたオタワ憲章の中で提唱された概念です。その後2005年のバンコク憲章で新しい健康観に基づく21世紀の健康戦略として再び提唱されました。

問７　②

解説▶

その人の持つ潜在能力を最大限生かし、健康的な生活を維持しようとする考え方、取り組みをエンパワメントといいます。

問８　④

解説▶

障害者や高齢者などを弱者などといって差別したり特別視するのではなく、健常者や異なる世代の人々らと同じ地域・社会であたりまえに生活できることがノーマルである、とする考え方をノーマライゼーションといいます。

問９　①

解説▶

日本の社会保障を実現しているのは、社会保険、公的扶助、社会福祉そして公衆衛生という４つの柱です。

問10　②

解説▶

多数の人が保険料という形でお金を納めておき、必要な場合に金銭やサービスを受け取ることで貧困に陥るのを防ぐためのしくみが社会保険制度です。

問11　②

解説▶

天然痘ウイルスによる感染症が天然痘（痘瘡）です。感染力、致死率ともに高いウイルス感染症として知られ、かつて世界中で多くの死者を出しました。ワクチンの開発、接種等の対策により、1978年の患者発生の報告を最後に地球上から天然痘の発生の報告はなくなり、そして1980年５月にWHOは天然痘の世界根絶宣言を行いました。

問12　①

解説▶

貧困層への金銭等の支給は、公的扶助の範疇です。

問13　④

解説▶

公衆衛生は、病気からの回復ではなく、病気の予防に重点を置いているといえます。

問14　②

解説▶

日本の社会保険制度は、医療保険、年金保険、介護保険、雇用保険、労災保険の５つで構成されています。

問15　③

解説▶

業務中や通勤中に負傷したり、業務が原因で病気になる、あるいは死亡する、といった際に備えるのが労災保険です。

問16　②

解説▶

会社の倒産によって突然失業したり、自身の病気や家族の介護といった理由で休業や離職をしなくてはならない、といったことは誰にでも起こりうることです。このような場合に備えるのが雇用保険です。

問17　②

解説▶

老後の生活に備えるための年金保険への加入は、国民すべてに義務付けられています。

問18　①

解説▶

1958年の国民健康法改正をきっかけに、1961年に被用者保険の適用外の人への健康保険の加入が義務化され、国民皆保険が実現しました。国民年金法の制定は1959年、老人保健法の制定は1981年です。介護保険制度の創設は2000年です。

問19　③

解説▶

医療保険制度における未就学児の自己負担率は２割です。

問20　②

解説▶

ただし70歳以上の高齢者でも、現役並みの所得がある場合は、３割の自己負担となります。

問21　③

解説▶

受診したい病院を自分で選ぶことはあたりまえのように見えますが、諸外国では自分で決めることができない場合も多くあります。フリーアクセスは、わが国の医療保険制度の特徴のひとつです。

問22　①

解説▶

会社や団体などに雇われている人＝被用者が加入している医療保険を被用者保険や職域保険とよびます。

問23　③

解説▶

国民健康保険は、都道府県および市町村（特別区を含む）が保険者となる市町村国保と、業種ごとに組織される国民健康保険組合で構成されています。

問24　①

解説▶

国民健康保険へは、生まれると自動的に加入となります。すなわち０歳から被保険者となります。ただし保険料を支払うのは、世帯主です。

問25　①

解説▶

国民健康保険の保険料は、世帯の収入や住んでいる自治体の設定する料率などによって異なります。自営業者や学生、主婦といった被用者ではない人を加入対象としています。

問26　④

解説▶

会社員や公務員などが加入する被用者保険（職域保険）では、その扶養を受け、被用者により生計を維持されている家族（配偶者や子など）も医療給付を受けることができます。

問27　④

解説▶

被用者保険では支給される傷病手当金や出産手当金は、国民健康保険では支給されません。被用者保険に加入する人と、国民健康保険にしか加入できない人との格差のひとつです。

問28　④

解説▶

75歳になると、医療保険の枠組みから外れ、後期高齢者医療制度の枠組みに入ります。かかる医療費の多い高齢者を医療保険の枠組みから外すことで、医療保険制度の破綻を防ぐためです。

問29　②

解説▶

ただし後期高齢者であっても、一定の収入があれば２割、現役並みの収入があれば３割の自己負担を求められます。

問30　①

解説▶

後期高齢者医療制度の保険者は、都道府県ごとに設けられた後期高齢者医療広域連合です。

問31　①

解説▶

老齢年金が受け取れるのは、原則65歳からです。

問32　④

解説▶

わが国では20歳になると、たとえ学生や無職であっても国民年金に加入し、年金保険料を納める義務があります。

問33　②

解説▶

かつては最低納付期間が25年間でしたが、現在は10年間になっています。ただし受け取ることのできる年金額は、納付した期間に応じて決まります。

問34　③

解説▶

学生であっても20歳以上になると国民年金の保険料の支払い義務が生じます。また会社員や公務員は、国民年金に加えて厚生年金の被保険者となります。国民年金基金や個人型確定拠出年金などの私的年金への加入は、個人の判断です。

問35　①

解説▶

年金保険制度では、自営業者や農業者、学生などを第１号被保険者、会社員や公務員などの厚生年金保険の加入者を第２号被保険者、そして第２号被保険者に扶養されている配偶者を第３号被保険者といいます。

問36　②

解説▶

20歳以上60歳未満の者で、第２号被保険者によっておもに生計を維持されている配偶者が第３号被保険者です。

問37　①

解説▶

障害厚生年金の場合は、障害等級１ ～ ３級の人が対象となります。生まれつきの障害や子どもの頃に負った障害の場合、20歳から障害年金を受給することができます。遺族年金は、子のある配偶者と子が受け取ることができます。老齢年金は、受給開始を繰り上げることが可能です。ただその場合、受給額が低くなります。

問38　②

解説▶

すべての国民は、40歳になった時点から介護保険料を納付する義務があります。

問39　②

解説▶

介護の負担を国民全体、社会全体で分かち合おうとして始まったのが介護保険制度です。

問40　②

解説▶

介護保険の保険者は、市町村と特別区になります。

問41　①

解説▶

1997年に成立し、2000年に施行されたのが介護保険法で、介護保険制度の法的根拠です。

問42　③

解説▶

給付を受ける市町村に居住する65歳以上の者は第１号被保険者です。

問43　④

解説▶

介護保険の第２号被保険者が給付を受けるためには、特定疾患が原因で要介護状態になったと認定されることが必要です。

問44　②

解説▶

老化に起因し、罹患すると介護が必要となるリスクが高い疾患が特定疾患とされています。

問45　④

解説▶

要介護認定は非該当を除き７段階です。聴き取り調査の内容は全国共通です。一次判定はコンピューター、二次判定は介護認定審査会が行います。

問46　②

解説▶

要介護５が最も重く、手厚い看護が必要とされ、給付可能な限度額が最も高くなります。

問47　③

解説▶

介護保険の自己負担率は原則１割ですが、一定の収入があれば２割、現役並みの収入があれば３割とされています。

問48　④

解説▶

定期巡回・随時対応型訪問介護看護は、地域密着型サービスに含まれます。

問49　①

解説▶

認知症対応型共同生活介護をグループホームといい、地域密着型サービスの一つです。

問50　④

解説▶

2024年３月末で廃止となった介護療養型医療施設に変わる施設が介護医療院です。介護施設よりも手厚い医療と生活の場としての機能を合わせ持った施設です。

問51 ③

解説▶

ケアマネジャー（介護支援専門員）は国家資格ではありません。要介護認定は保険者である市町村に設置される介護認定審査会により行われます。医師や看護師､介護職などの医療職者であっても、通算５年以上の実務経験と従事した日数が900日以上でなければ受験資格は持てません。

問52 ④

解説▶

1961年に被用者保険の適用を受けない人に対して国民健康保険への加入が義務付けられたことで、国民皆保険の実現となりました。

問53 ③

解説▶

旧国民健康保険法は、健康保険法の対象から外れた農山漁村民らを対象としました。その後、新国民保険法となり、自営業者や無職の人なども保険の対象としたことで、国民皆保険の実現に向かいました。

問54 ③

解説▶

傷病手当金の支給は、健康保険法に規定されています。

問55 ②

解説▶

助産師の守秘義務は、医師や薬剤師などとともに刑法に規定されています。

問56 ④

解説▶

看護職の相対的欠格事由は、問題の選択肢①～③に、「心身の障害により看護職の業務を適正に行うことができない者」を加えた４つです。

問57 ②

解説▶

労働安全衛生法は、より安全な労働環境の確保や労働者の健康の維持･向上を目的とした法律です。

問58 ①

解説▶

男女雇用機会均等法は、職場における男女の均等取扱い等を規定した法律です。その中では、妊産婦が保健指導や健康診査を受けるための時間の確保や、妊婦の通勤時間の緩和、休憩時間や休憩回数に対する配慮等を事業主に対して求めています。

問59 ①

解説▶

雇用保険への加入は雇用保険法により義務付けられています。労働組合法は、労働組合を組織することで労働者と使用者を対等の立場に立たせ、労働者の地位を向上させること、労働条件の改善などを交渉しやすくすること、などを目的としています。男女統一賃金の原則は、労働基準法で定められています。

問60 ②

解説▶

０～19床までを診療所、20床以上を病院としています。

問61 ①

解説▶

医療法上では、整骨院や接骨院、鍼灸所などは医療施設には含まれません。

問62 ④

解説▶

高度な医療を提供し、研究や研修なども実施できる施設や人員を要し、厚生労働大臣の承認を受けた病院が特定機能病院です。

問63 ②

解説▶

原則200床以上が必要ですが、都道府県知事が地域における医療の確保のために必要であると認めたときはこの限りではない、とも規定されています。

問64 ①

解説▶

特定機能病院を承認するのは､厚生労働大臣です。

問65 ③

解説▶

日本発の医薬品や医療機器の開発を担うための病院を臨床研究中核病院といいます。さまざまな要件を満たし、厚生労働大臣の承認を受ける必要があります。

問66 ②

解説▶

病床は、精神病床、結核病床、感染症病床、療養病床、一般病床の５つに区分されています。

問67 ②

解説▶

患者が少しでも快適に過ごし、療養できるように、医療施設にはさまざまな基準、規定が設けられています。

問68 ①

解説▶

一般病床の廊下幅は、片側居室の場合1.8m以上、両側居室の場合2.1m以上とされます。病室の窓の有効採光面積は、床面積の1/7以上が必要です。病室の明るさは100～200ルクスが望ましいとされます。明るすぎても十分な療養環境とはいえません。

問69 ③

解説▶

療養施設の騒音基準は、環境基本法に定められています。

問70 ③

解説▶

医師の身分は医師法により保証されます。医師国家試験に合格した上で厚生労働大臣の承認を受けることで医師と名乗ることができます。医業を行う医師は、名称独占かつ業務独占の資格です。

問71 ②

解説▶

処方箋の交付は医師のみが行うことのできる業務です。

問72 ④

解説▶

看護師は国家資格ですが、准看護師は都道府県知事により交付される免許になります。助産師は厚生労働大臣の承認を受ける国家資格ですが、扱うことができるのは、正常分娩のみです。

問73 ②

解説▶

言語聴覚士は、失語症や構音障害といった言語障害や聴覚障害、言語の発達の遅れ、声や発音の障害など、ことばによるコミュニケーション障害に対して、その改善のための訓練や指導、援助などを行う国家資格です。同時に、医師や歯科医師、看護師らと連携して嚥下訓練なども行います。

問74 ①

解説▶

運動療法やマッサージなどによって基本的動作能力の回復を支援する医療職がPT（理学療法士）です。

問75 ④

解説▶

この場合は、箸を使う、という日常生活に必要な動作を回復させるため、作業療法士との連携が最も適するといえます。

問76 ③

解説▶

栄養士の資格は、厚生労働大臣の指定する養成所を卒業し、都道府県知事の免許を受けることで取得できます。

問77 ④

解説▶

一般的に紹介状とよばれるのが診療情報提供書です。紹介状を持たずに大規模病院を受診する場合には、特別な料金を徴収されます。

問78 ①

解説▶

さまざまな医療職が患者の情報を出し合い、治療やケアの方針を検討する会がカンファレンスです。職種や立場に関わらず、対等に意見を出し合い、議論できる雰囲気作りが重要です。

問79　④

解説

患者への適切な栄養管理を実施し支援するため、医師や看護師、管理栄養士といったさまざまな医療職によって編成されたチームをNST（栄養サポートチーム）といいます。

問80　③

解説

１人の患者を一貫して１人の担当看護師が受け持つため、信頼関係が生まれやすく、意思伝達の不足などが起こりにくい看護方式です。一方で、看護師の経験や力量によって提供される看護に差が出やすい、誤りに気付きにくい、といったデメリットもあります。

問81　③

解説

受診した結果や治療方針などに疑問、不安などがある場合には､別の医師やスタッフなどに意見(セカンドオピニオン）を求めることができます。

問82　①

解説

国民医療費は、傷病の治療にかかる費用に限定されます。そのため、予防接種は含まれません。

問83　①

解説

健康の維持や増進を目的とする人間ドックや健康診断は国民医療費には含まれません。また正常分娩にかかる費用も傷病の治療費という側面がないため、国民医療費には入りません。

問84　④

解説

わが国では、原則的に混合診療は認められておらず、全体として自由診療扱いになります。

問85　④

解説

保険診療と自由診療を同時に受けた場合、すなわち混合診療を行った場合には、診療行為全体が自由診療となり、費用は全額自己負担となります。一方で、保険診療適用ではないものでも保険診療との併用が認められているものもあります。これを保険外併用療養費といいます。例えば入院の際に個室を希望した場合（あるいは個室しかない場合）には差額ベッド代が発生しますが、入院治療費に対しては保険診療が適用されます。

問86　③

解説

自己負担の上限額は、年齢や所得によって異なります。

問87　③

解説

医療行為にはそれぞれ決められた点数があり、１点=10円として計算されます。例えば、初診料288点の場合、2880円という計算になります。

問88　②

解説

診療の際に行った検査や注射、投薬などの量に応じて医療費が計算される出来高支払い方式に対し、病名や手術、処置などの内容に応じて１日当たりの定額の医療費を支払う方式が包括支払い方式（DPC）です。

問89　③

解説

診療報酬点数の改定は原則２年に１度行われます｡改訂の議論をする中央社会保険医療協議会は、医師ら診療側と事業主､被保険者などの支払い側、そして第三者によって構成されます。その際、診療側は点数の引き上げ、すなわち病院側の収入を確保するように求める傾向が強くなります。

問90　③

解説

医学の発展とともに新たに生まれた生と死に関する倫理問題に対して、医療者がどのように関わるべきか、というテーマを追究するのが生命倫理＝バイオエシックスです。

問91　①

解説

医学の祖ともよばれるヒポクラテスの教えを元に、その弟子たちによってまとめられた医師の倫理規範がヒポクラテスの誓いです。現代にも受け継がれています。

問92 ②

解説▶
ニュルンベルク倫理綱領の中では、医学研究における被験者の自発的同意の必要性や、その研究が社会的にもたらす利益といった、医学研究の対象となる患者の権利を守るための10の原則が述べられています。

問93 ④

解説▶
医療を受ける患者の権利であるインフォームドコンセントについて、臨床研究における被験者の権利を保護するための原理原則であることも提唱したのがヘルシンキ宣言です。

問94 ③

解説▶
インフォームドコンセントも含め、医学研究における被験者の権利保護などの倫理的原則を明文化したものがヘルシンキ宣言です。

問95 ④

解説▶
治療の危険性などについてもしっかりと伝え、患者の理解と同意を得ることが不可欠です。

問96 ④

解説▶
先進医療が必ずしも患者のQOLを高めるとは限りません。医師と患者の間に上下関係が存在する状態をパターナリズムといいます。CPRは心肺蘇生法のことです。それを拒否する意思表示はDNARといいます。

問97 ②

解説▶
人口統計では、0～14歳を年少人口、15～64歳を生産年齢人口、65歳以上を老年人口とします。

問98 ③

解説▶
高齢化率が７％以上を高齢化社会、14％以上を高齢社会、21％以上を超高齢社会としています。

問99 ③

解説▶
妊娠満22週以降の死産と生後１週未満での児の死亡を合わせ、周産期死亡といいます。

問100 ④

解説▶
国民生活基礎調査は毎年実施され、そのうち大規模調査が３年に１回です。全死亡に占める死因の第１位は悪性新生物（がん）です。有訴者率は、男性よりも女性の方が高くなっています。

別冊

社会保障と医療のきほん要点整理＆ドリル

総仕上げ！

力試しの100問テスト

本体の要点整理とおさらいドリルをクリアしたら、理解度をチェックするためにそれらの知識をまとめた内容の 100 問テストにチャレンジしてみましょう。

正答がわかるだけでなく、それ以外の選択肢の意味や、誤っている部分、正しい部分などもきちんと理解できるよう、繰り返し学習しましょう。

学年		クラス		氏名	

目標時間 60 分

正答	問／100 問中

■問題はすべて4択です。①〜④のうち、正解を選び番号を解答欄に記入して下さい。

問1 下記の空欄に入る正しい語句の組み合わせはどれか。

解答

［ア］は、健康について「健康とは、単に病気や［イ］をもっていないとか、［ウ］でないということではなく、肉体的にも精神的にも、そして［エ］にも満たされた状態にあることである」と定義している。

①ア：国際連合　イ：障害　ウ：貧困　エ：金銭的
②ア：国際連合　イ：悩み　ウ：不幸　エ：社会的
③ア：世界保健機関　イ：障害　ウ：病弱　エ：社会的
④ア：世界保健機関　イ：悩み　ウ：孤独　エ：金銭的

問2 生存権を保障しているのは、憲法第何条か。

解答

①1　②9　③17　④25

問3 日本国民は、健康で文化的な［　　］生活を営む権利を有する。
空欄に当てはまる語句はどれか。

解答

①最高の　②自由な　③最低限度の　④平均的な

問4 プライマリヘルスケアの5原則に含まれないものはどれか。

解答

①住民のニーズを尊重する。
②地域資源を有効活用する。
③他分野と協同・連携する。
④最先端の技術を活用する。

問5 プライマリヘルスケアの理念が提唱されたのは、つぎのうちどれか。

解答

①オタワ憲章
②アルマ・アタ宣言
③世界人権宣言
④ジュネーブ宣言

問6 ヘルスプロモーションの理念が提唱されたのは、つぎのうちどれか。

解答

①オタワ憲章
②アルマ・アタ宣言
③世界人権宣言
④ジュネーブ宣言

問 7　エンパワメントの意味として正しいものはどれか。

解答

①弱者を守り、助けていく社会的な力のこと。
②潜在能力を引き出し最大限に生かすこと。
③個人の権限を極力制限することが大事である。
④弱点を克服していくことが生きる力となる。

問 8　ノーマライゼーションの説明で正しいものはどれか。

解答

①弱者の保護を基本的な考えとする。
②21世紀に入ってから広まった考え方である。
③障害者を優遇する制度作りを優先する。
④ハンディキャップを持つ人を特別視しない。

問 9　日本の社会保障を実現している４つの柱に含まれないものはどれか。

解答

①選挙制度
②社会保険制度
③公的扶助
④公衆衛生

問 10　下記の空欄に入る正しい語句の組み合わせはどれか。

解答

皆でお金を出し合い支え合う［　ア　］という考えにより、［　イ　］を目指すためのしくみが社会保険制度である。社会保険制度においては、保険のしくみと作る側を［　ウ　］、保険料を納める側を［　エ　］という。

①ア：扶養　イ：救貧　ウ：被保険者　エ：保険者
②ア：共助　イ：防貧　ウ：保険者　エ：被保険者
③ア：扶養　イ：救貧　ウ：保険者　エ：被保険者
④ア：共助　イ：防貧　ウ：被保険者　エ：保険者

問 11　WHO（世界保健機関）により天然痘根絶宣言が出されたのはいつか。

解答

①1978年　②1980年　③1994年　④2000年

問 12　つぎのうち、社会福祉活動に含まれないものはどれか。

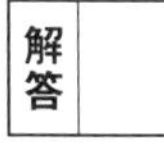

①貧困層への生活費や住居費の支給
②高校の授業料無償化
③児童相談所の設置
④高齢者向けの健康診断の実施

問 13　公衆衛生についての説明で誤っているものはどれか。

解答

①古代ローマ時代の頃より行われてきた活動である。
②社会全体で協力して行われる組織的な活動である。
③公衆衛生の向上は国の義務とされる。
④病気からの回復が主な目的である。

問 14　日本の社会保険制度に含まれないものはどれか。

解答

①年金保険
②養老保険
③雇用保険
④労災保険

問 15　つぎのうち、業務中に負った障害に備えるための保険はどれか。

解答

①医療保険
②雇用保険
③労災保険
④介護保険

問 16　つぎのうち、失業に備えるための保険はどれか。

解答

①医療保険
②雇用保険
③労災保険
④年金保険

問 17　つぎの説明で誤っているものはどれか。

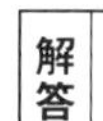

①わが国では、国民すべてが何らかの医療保険に加入する。
②年金保険制度への加入は任意である。
③我が国の社会保障制度は、時代とともに防貧から救貧へと考え方が変化した。
④社会保障制度の財源は、保険料と税金である。

問 18　社会保障制度に関する出来事のうち、最も新しいものはどれか。

解答

①介護保険制度の創設
②国民皆保険の実現
③国民年金法の制定
④老人保健法の制定

問 19 医療保険制度における未就学児の自己負担率はどれか。

①0 割（無料）　②1 割　③2 割　④3 割

解答

問 20 医療保険制度における 70 歳以上の自己負担率はどれか。

①1 割　②2 割　③3 割　④5 割

解答

問 21 医療保険制度におけるフリーアクセスとは何か。

①医療保険への加入を自由に選べること。
②受ける検査を自分で選べること。
③受診する医療機関を自由に選べること。
④医療費の支払い方法を選べること。

解答

問 22 つぎのうち、被用者保険ではないものはどれか。

①国民健康保険
②共済保険
③船員保険
④組合管掌健康保険

解答

問 23 国民健康保険の保険者ではないものはどれか。

①市町村　②都道府県　③国　④国民健康保険組合

解答

問 24 国民健康保険の加入義務が発生するのは何歳か。

①0 歳　②6 歳　③20歳　④65歳

解答

問 25 国民健康保険についての説明で正しいものはどれか。

①生活保護を受けている場合は加入対象から外れる。
②支払う保険料は一律である。
③自営業者は加入できない。
④無職の場合には加入を免除される。

解答

問 26 被用者保険についての説明で誤っているものはどれか。

①公務員が加入する医療保険である。
②職域保険ともよばれる。
③保険料は給与によって変わる。
④扶養する家族は加入対象とはならない。

解答

問27 つぎの説明で誤っているものはどれか。

解答

①国民健康保険の保険料は、全額自己負担である。

②被用者保険の保険料は、会社と被保険者が折半する。

③国民健康保険では傷病手当金が支給されない。

④被用者保険では出産手当金が支給されない。

問28 原則的に後期高齢者医療制度の枠組みに入るのは何歳からか。

解答

①60歳

②65歳

③70歳

④75歳

問29 後期高齢者医療制度における基本的な自己負担率はどれか。

解答

①無料

②１割

③２割

④３割

問30 後期高齢者医療制度についての説明で誤っているものはどれか。

解答

①保険者は国である。

②加入手続きは特に不要である。

③一定の障害がある場合は早期の加入が可能である。

④加入すると保険証が交付される。

問31 つぎの説明で誤っているものはどれか。

解答

①老齢年金を受け取ることができるのは原則60歳からである。

②年金保険制度は、保険料と税金で成り立つ。

③現在の被保険者が支払う年金保険料は、今の高齢者への給付に充てられる。

④将来的に今の現役世代に給付される年金を支払うのは今の子どもである。

問32 国民年金は［　　　］歳以上の国民全員が加入を義務付けられている。空欄に当てはまる数字はどれか。

解答

①０

②６

③18

④20

問 33 年金を受け取るために必要な年金保険料の最低納付期間はどれか。

解答

①5年
②10年
③15年
④25年

問 34 つぎの説明で正しいものはどれか。

解答

①学生は、国民年金の保険料を支払う必要はない。
②厚生年金の加入者は、国民年金に加入する必要はない。
③国民年金基金の加入は、任意である。
④個人型確定拠出年金は、公的年金である。

問 35 年金保険制度における第2号被保険者はどれか。

解答

①公務員
②サラリーマンの配偶者
③自営業者
④無職者

問 36 年金保険制度における第3号被保険者はどれか。

解答

①公務員
②サラリーマンの配偶者
③自営業者
④無職者

問 37 つぎの説明で正しいものはどれか。

解答

①障害基礎年金を受け取ることができるのは、障害等級1 ～ 2級の人である。
②生まれつき障害をもつ場合は、出生直後から障害年金を受け取ることができる。
③遺族年金を受け取ることができるのは、子のある配偶者のみである。
④老齢年金は、受給開始時期を繰り上げることはできない。

問 38 介護保険料を支払う義務を負うのは何歳からか。

解答

①20歳
②40歳
③60歳
④75歳

問 39 介護保険制度が開始されたのはいつか。

解答

①1996年

②2000年

③2008年

④2015年

問 40 介護保険の保険者はどれか。

解答

①後期高齢者　②市町村　③都道府県　④国

問 41 わが国の介護保険制度の根拠となっている法律はどれか。

解答

①介護保険法

②医療法

③健康保険法

④老人福祉法

問 42 介護保険法における第２号被保険者はどれか。

解答

①給付を受ける市町村に居住する40歳以上の者

②給付を受ける市町村に居住する60歳以上の者

③給付を受ける市町村に居住する40歳以上65歳未満の医療保険加入者

④給付を受ける市町村に居住する65歳以上の者

問 43 介護保険の適用対象となる特定疾患ではないものはどれか。

解答

①関節リウマチ

②パーキンソン病

③慢性閉塞性肺疾患

④潰瘍性大腸炎

問 44 介護保険の適用対象となる特定疾患は何種類か（2024 年現在）。

解答

①12種類　②16種類　③24種類　④32種類

問 45 要介護認定についての説明で正しいものはどれか。

解答

①非該当を除き８段階に区分される。

②聴き取り調査の内容は、地域によって異なる。

③一次判定は、介護認定審査会が行う。

④認定結果に不服があれば、申し立てをすることができる。

問 46 最も手厚い介護が必要とされるのはどれか。

解答

①要介護 8
②要介護 5
③要介護 3
④要支援 5

問 47 介護保険の自己負担率で最も高いのはどれか。

解答

①1割
②2割
③3割
④4割

問 48 つぎのうち、介護保険の居宅サービスではないものはどれか。

解答

①通所リハビリテーション
②訪問入浴介護
③住宅改修費の支給
④定期巡回・随時対応型訪問介護看護

問 49 介護保険制度におけるグループホームについて誤っているものはどれか。

解答

①施設サービスの一つである。
②1ユニット5 ～ 9名で共同生活を送る。
③認知症の人が入居対象である。
④機能訓練（リハビリテーション）を受けることができる。

問 50 つぎの介護保険施設のうち、創設が最も新しいのはどれか。

解答

①介護老人福祉施設
②介護老人保健施設
③介護療養型医療施設
④介護医療院

問 51 ケアマネジャーについての説明で正しいものはどれか。

解答

①国家資格である。
②要介護認定を行う資格である。
③業務にケアプランの作成がある。
④すべての看護師は受験資格を有する。

問 52 わが国において、国民皆保険が実現されたのはいつか。

解答

①1922年　②1948年　③1958年　④1961年

問 53 つぎの説明で誤っているものはどれか。

解答

①健康保険法には、死亡による埋葬料についても定められている。
②健康保険法には、出産育児一時金の支給についての定めがある。
③旧国民健康保険法は、農山漁村民以外を対象としていた。
④国民健康保険法は、国民皆保険の法的根拠となっている。

問 54 つぎのうち、医療法に規定されていないものはどれか。

解答

①インフォームドコンセントの義務
②良質な医療を提供する義務
③傷病手当金の支給
④医療施設の開設や管理

問 55 守秘義務が保健師助産師看護師法によって規定されていないのはどれか。

解答

①保健師　②助産師　③看護師　④准看護師

問 56 つぎのうち、看護職の相対的欠格事由に含まれないものはどれか。

解答

①麻薬、大麻またはあへんの中毒者
②罰金刑以上の刑に処せられたもの
③看護職の業務に関し犯罪又は不正の行為があった者
④伝染性の疾患にかかっている者

問 57 つぎのうち、労働三法に含まれないものはどれか。

解答

①労働関係調整法
②労働安全衛生法
③労働組合法
④労働基準法

問 58 労働者が妊婦の場合の休憩時間などについて定めたのはどれか。

解答

①男女雇用機会均等法
②労働基準法
③労働安全衛生法
④育児・介護休業法

問 59 つぎの説明で正しいものはどれか。

解答

①労働安全衛生法には、労働者への健康診断の実施が規定されている。
②雇用保険への加入は任意である。
③労働組合法には、労働争議を禁止する規定が明記されている。
④男女統一賃金の原則は、男女雇用機会均等法に明記されている。

問 60 [　　] 床以下の医療施設を診療所という。

解答

①10　②19　③20　④29

問 61 つぎのうち、医療法上の医療施設に含まれないものはどれか。

解答

①整骨院
②助産所
③調剤薬局
④介護老人保健施設

問 62 特定機能病院は、[　　] 床以上でなければならない。

解答

①100　②200　③300　④400

問 63 地域支援病院は、[　　] 床以上でなければならない。

解答

①100　②200　③300　④400

問 64 つぎの説明で誤っているものはどれか。

解答

①特定機能病院は、都道府県知事により認可される。
②特定機能病院は、16以上の主要な診療科を有する。
③地域医療支援病院は、救急医療を提供する能力を有する。
④各都道府県は、精神科病院を設置しなければならない。

問 65 国際水準の臨床研究の推進を担うのが臨床研究 [　　] 病院である。

解答

①先端　②開発　③中核　④専門

問 66 つぎのうち、医療法で規定される病床区分にないものはどれか。

解答

①精神病床　②高齢者病床　③一般病床　④結核病床

問 67 一般病院の患者 1 人当たりの病室の床面積は何 m^2 以上と決められているか。

解答

①4.3　②6.4　③7.2　④8.3

問 68 つぎの説明で正しいものはどれか。

解答

①療養病床では、１つの病室につき４床以下とされている。
②一般病床の廊下幅（片側居室）は、2.1m以上とされる。
③病室の窓の有効採光面積は、床面積の1/5以上必要である。
④病室の明るさは、500ルクス以上が望ましい。

問 69 療養施設のある地域の騒音基準を定めている法律はどれか。

解答

①医療法
②建築基準法
③環境基本法
④労働環境調整法

問 70 医師についての説明で正しいものはどれか。

解答

①医療法によって身分が保証されている。
②居住地の都道府県知事による承認を受ける資格である。
③医業を行うことができるのは、医師のみである。
④名称独占の資格ではない。

問 71 薬剤師についての説明で誤っているものはどれか。

解答

①大学において６年間の専門教育を必要とする。
②処方箋の交付と調剤が主な業務である。
③薬剤師法により身分が保証される。
④厚生労働大臣により承認を受ける国家資格である。

問 72 看護職についての説明で正しいものはどれか。

解答

①看護師・准看護師は、国家資格である。
②助産師は、都道府県知事の承認を受ける資格である。
③助産師は、異常分娩も含めて助産行為を行うことができる。
④保健師は、業務独占の資格ではない。

問 73 看護師が嚥下困難のある患者への嚥下訓練において連携する職種として、最も適切なのはどれか。

解答

①歯科技工士　②言語聴覚士　③義肢装具士　④臨床工学技士

問 74 つぎのうち、PT とよばれる医療職はどれか。

解答

①理学療法士　②管理栄養士　③臨床検査技師　④救急救命士

問 75 脳梗塞の後遺症をもつ患者に対し、箸の使い方についてリハビリテーションを行う際、看護師が連携するのに最も適切なのはどれか。

解答

①精神保健福祉士　②社会福祉士　③理学療法士　④作業療法士

問 76 つぎの説明で誤っているものはどれか。

解答

①管理栄養士の資格取得には栄養士の資格が必要である。

②管理栄養士は、厚生労働大臣により承認される国家資格である。

③栄養士の資格は、栄養士資格試験の合格により取得できる。

④管理栄養士は、傷病者に対する栄養指導も行うことができる。

問 77 紹介状とは、＿＿＿情報提供書のことである。

解答

①患者　②個人　③病歴　④診療

問 78 医療職が患者の治療方針を検討することを何というか。

解答

①カンファレンス

②クリティカルパス

③インフォームドコンセント

④エンパワメント

問 79 NST とは、どのような医療チームを表すか。

解答

①精神科のエキスパートによる専門チーム

②人工呼吸管理の専門チーム

③褥瘡ケアの専門チーム

④栄養管理を行うチーム

問 80 入院から退院まで、1 人の患者を 1 人の看護師が受け持つ看護方式を何というか。

解答

①モジュールナーシング

②固定チームナーシング

③プライマリーナーシング

④機能別看護方式

問 81 つぎの説明で誤っているものはどれか。

解答

①紹介状がなくても大規模病院を受診することはできる。

②医療職同士で患者情報を共有することは医療を効率化する。

③受診した医師以外の医師に意見を求めることはできない。

④あらゆる医療職が対等に意見を出し合うことが大切である。

問 82 つぎのうち、国民医療費に含まれないものはどれか。

解答 [ ]

①予防接種の費用
②訪問看護医療費
③薬剤調剤医療費
④入院時の食事費用

問 83 つぎのうち、国民医療費に含まれるものはどれか。

解答 [ ]

①健康保険等で支給される移送費
②人間ドックにかかる費用
③正常分娩にかかる費用
④健康診断にかかる費用

問 84 自由診療と保険診療を組み合わせて行う医療を［　　　］診療とよぶ。

解答 [ ]

①複合　②二重　③特別　④混合

問 85 つぎの説明で正しいものはどれか。

解答 [ ]

①自由診療にかかる費用は、一部自己負担となる。
②美容整形は、保険診療の適用となる。
③自由診療と保険診療を同時に受けた場合は、保険適用となる。
④先進医療の技術料は、全額自己負担となる。

問 86 高額療養費制度についての説明で誤っているものはどれか。

解答 [ ]

①入院時の食事費用は対象外とされる。
②同じ世帯でかかった医療費を合算して申請できる。
③自己負担の上限額は、年齢に関わらず一律である。
④無利息の高額療養費貸付制度も利用できる。

問 87 診療報酬点数は、1点につき［　　　］円で換算される。

解答 [ ]

①0.1　②1　③10　④100

問 88 DPC方式とは、何を意味するか。

解答 [ ]

①出来高支払い方式
②包括支払い方式
③診療報酬明細書
④レセプト請求

問 89 つぎの説明で正しいものはどれか。

解答

①診療報酬点数の改定は毎年行われる。
②中央社会保険医療協議会は、医師ら診療側により構成される。
③診療報酬点数について、最終的な承認をするのは厚生労働大臣である。
④病院側は、診療報酬点数の引き下げを求める傾向が強い。

問 90 わが国において、生命倫理と訳される言葉はどれか。

解答

①エンパワメント
②リビングウィル
③バイオエシックス
④モラル

問 91 医師の倫理・任務などについて述べたギリシャ神への宣誓文はどれか。

解答

①ヒポクラテスの誓い
②患者の権利章典
③ジュネーブ宣言
④ヘルシンキ宣言

問 92 ナチスドイツにより行われたユダヤ人大量虐殺や人体実験などへの反省により、1946 年に提唱されたものはどれか。

解答

①ヘルシンキ宣言
②ニュルンベルク倫理綱領
③ジュネーブ宣言
④患者の権利章典

問 93 つぎのうち、ヘルシンキ宣言で提唱されたのはどれか。

解答

①リビングウィル
②ヘルスプロモーション
③ノーマライゼーション
④インフォームドコンセント

問 94 正式名称を「ヒトを対象とする医学研究の倫理的原則」とよぶのはどれか。

解答

①ニュルンベルク倫理綱領
②ジュネーブ宣言
③ヘルシンキ宣言
④患者の権利章典

問 95 インフォームドコンセントについて誤っているものはどれか。

解答

①医師の義務とされている。

②治療内容を患者が理解し、同意することが必要である。

③専門的な治療内容についてもわかるように説明する。

④治療の危険性については伝えない方がよい。

問 96 つぎの説明で正しいものはどれか。

解答

①高度な先進医療ほど患者のQOLは高くなる。

②医師と患者の対等な関係をパターナリズムとよぶ。

③CPRとは、心肺蘇生法の拒否の意思表示である。

④アドバンスディレクティブとは、終末期における意思表示を表す。

問 97 人口統計において、15～64歳の人口を何というか。

解答

①成人期人口

②生産年齢人口

③労働力人口

④現役世代人口

問 98 高齢社会とは、高齢人口が何％を上回る状態をいうか。

解答

①7％

②10％

③14％

④25％

問 99 つぎの説明で誤っているものはどれか。

解答

①人口動態統計では、妊娠満12週以降の死児の出産を死産とする。

②15～49歳の女性の年齢別出生率の合計を合計特殊出生率という。

③妊娠中から出生後1週未満での児の死亡を周産期死亡とする。

④0歳児の平均余命を平均寿命とよぶ。

問 100 わが国の医療の動向についての説明で正しいものはどれか。

解答

①国民生活基礎調査は、5年に一度行われる。

②全死亡に占める死因の第1位は肺炎である。

③有訴者率は、女性よりも男性の方が高い。

④通院する理由で最も多いのは高血圧である。

■ 居宅サービスの種類

①訪問型サービス	訪問型サービスには、ヘルパーが訪問して日常生活援助を行う訪問介護や訪問入浴介護、看護師や保健師が療養の世話などを行う訪問看護、薬剤師が服薬の指導を行う居宅療養管理指導などがあります。
②通所型サービス	自宅から通う人に様々な介護サービスを提供するのが通所型サービスです。日帰りで機能訓練や健康チェック、食事などのサービスを受けられる通所介護や通所リハビリテーションがあります。送迎も可能です。
③短期入所型サービス	短期入所型サービスには、特別養護老人ホームなどの施設に短期間だけ入所して日常生活の介護が受けられる短期入所生活介護や、医療的ケアも受けられる短期入所療養介護があります。
④環境支援型サービス	環境支援型サービスには、福祉用具のレンタル及び購入費の支給、自宅で生活を続けられるようにするために行なった住宅改修に対する費用の支給などがあります。

3 地域密着型サービス

住み慣れた家や自宅を離れて介護を受けることは、高齢者にとって身体的な負担だけでなく、心理的にも負担が大きくなります。そのために生まれた介護サービスが地域密着型サービスです。地域密着型サービスは2005年の介護保険制度改正時に創設されたもので、介護が必要になった高齢者が、可能な限り**自宅や住み慣れた地域で生活し続けながら受けることのできる介護サービス**をいいます。より地域に根差した介護を提供できるよう、都道府県が業者を指定して監督する他のサービスと異なり、市町村**が業者の指定や監督**を行います。

地域密着型サービスには、夜間対応型訪問介護や小規模多機能型居宅介護などの訪問・通所型サービス、認知症対応型通所介護や認知症対応型共同生活介護（グループホーム）などの認知症対応型サービス、そして地域密着型特定施設入居者生活介護などの施設型サービスがあります。

➡グループホーム
認知症の高齢者が共同生活を送るための施設。5～9名で構成されるユニットと呼ばれる複数の居室と、キッチン、食堂などで構成された生活空間で共同生活を送ります。入居者同士で家事などの役割分担をしたり、コミュニケーションを通して、自立した生活を目指すのが特徴です。

■ 地域密着型サービスの種類

①夜間対応型訪問介護	夜間の定期的な巡回や通報などにより、入浴・排泄・食事など、日常生活の援助が行われます。
②地域密着型通所介護	老人デイサービスセンター等を訪れることで提供される、入浴、排泄、食事などの介護や日常生活を送る上で必要となるサービス、機能訓練をいいます。
③認知症対応型通所介護	認知症の高齢者に対応した特別養護老人ホームや老人デイサービスセンターへ通所し、介護が提供されます。
④療養通所介護	常時看護師による観察が必要な難病等の重度要介護者またはがん末期患者を対象として入浴、排泄、食事等の援助や機能訓練を行います。
⑤小規模多機能型居宅介護	通所を中心としながらも、利用者の希望に応じ、訪問や泊まりを組み合わせた（このため多機能とよばれます）介護サービスです。
⑥認知症対応型共同生活介護（グループホーム）	認知症介護を必要とする人が5～9人を1ユニットとして共同生活を営む施設をグループホームといい、そこで介護や機能訓練が提供されます。
⑦地域密着型特定施設入居者生活介護	有料老人ホームやケアハウス等のうち定員29名以下の施設を地域密着型特定施設といい、そこで入居者に介護や機能訓練が提供されます。
⑧地域密着型介護老人福祉施設入居者生活介護	入居定員29名以下の介護老人福祉施設（特別養護老人ホーム）の入居者に、日常生活の援助や機能訓練を行う介護サービスです。
⑨定期巡回・随時対応型訪問介護看護	24時間通じて定期的に巡回する訪問介護と緊急時の訪問介護、看護師等による訪問看護が一体となったサービスです。
⑩看護小規模多機能型居宅介護（複合型サービス）	小規模多機能型居宅介護と訪問看護を組み合わせ、介護と看護を複合したサービスです。

4 施設サービス

在宅で介護を受けることが困難な場合に、**施設に入所することで提供されるサービスを**施設サービスといいます。施設サービスが提供される施設には、介護老人福祉施設（特別養護老人ホーム）、介護老人保健施設、そして2018年の介護保険法改正時に新設された介護医療院があります（これまであった介護療養型医療施設は、2024年３月末で全面廃止となりました）。介護老人福祉施設では、おもに食事・排泄・入浴などの介護が提供されるのに対して、介護老人保健施設や介護医療院では、**医学的管理下における介護やリハビリ、療養上の管理や看護などの手厚いサービス**が提供され、回復を図りながら在宅での生活に戻ることを目指します。

➡**介護老人保健施設**
入居する要介護者に対し、入浴、排泄、食事等の介護その他の日常生活上の世話、機能訓練、健康管理および療養上の世話を行うことを目的とします。

施設サービスの利用に対しては、かかる費用の１～３割の自己負担に加え、保険給付の対象外である居住費と食費については**全額自己負担が必要**になります（居住費や食費については、施設サービス以外でも居宅サービスの通所型サービスなどでも自己負担があります）。ただし、所得の低い人や、１ヶ月の利用料が高額になった場合については、別に負担の軽減措置も設けられています。

■ **施設サービスの種類**

①介護老人福祉施設	要介護高齢者のための生活施設。介護保険の施設サービスを提供する施設のうち最も多く（令和３年で約8,400件）、特別養護老人ホームともよばれます。寝たきりの高齢者や認知症者など、要介護３以上の人が入所対象となります。
②介護老人保健施設	介護老人福祉施設の次に多い（令和３年で約4,300件）施設で、病院での入院は不要としながらも、入所しながら医療や看護、リハビリなどを受け、回復を図りながら在宅での日常生活に戻ることををめざします。
③介護療養型医療施設	慢性的な疾患などにより長期の療養が必要な人が入院し、介護サービスが提供されます。「療養病床を持つ病院・診療所」と「認知症疾患療養病棟を持つ病院」が該当し、施設中、最も要介護度の高い人が入所します。ただし2024年３月末で全面廃止となりました。廃止による受け皿となるのが介護医療院です。
④介護医療院	2018年の介護保険法改正により創設された施設です。廃止となった介護療養型医療施設に代わり、長期的な医療と介護の両方を必要とする高齢者を対象に、日常的な医学管理や看取り・ターミナルケア等の医療機能と、生活施設としての機能を提供するための施設です。

➡**ターミナルケア**
終末期に行われる医療のこと。治癒や延命を目的とした治療ではなく、身体的、精神的苦痛を除去し、限られた人生を少しでも充実させるため、生活の質（QOL）の向上を目的として行われる医療。

5 ケアマネジャーとケアプラン

ケアマネジャー（介護支援専門員）は、要介護認定を受けた人からの相談を受け、対象者に提供する介護サービス計画を作成し、介護サービスを提供する事業者との連絡や調整といった業務を行う職種です。国家資格ではなく**都道府県知事により認められる資格**ですが、受験資格は医師、歯科医師、薬剤師、看護師・准看護師、社会福祉士、介護福祉士などの有資格者で５年以上の実務経験をもつ者や、福祉関係の仕事に10年以上勤務している者などに限られます。

ケアマネジャーが作成する（本人が作成することも可能です）、要介護者・要支援者がそれぞれの利用限度内で受けることのできる介護サービスの種類や内容を記載した介護サービスの利用計画書をケアプランといいます。介護保険により給付されるサービスは、この**ケアプランがなければ受けることはできません**。ケアプランは、利用者の要介護状態や、家族の状態、希望などに合わせ、よりよいサービスを受けることができるように随時見直しも行われます。

07日目 おさらいドリル ちからがつく！

1 つぎの文章を読み、正しいものには○、誤っているものには×を書きましょう。

（1）介護保険における予防給付の対象者は要介護１および要介護２である。［　　　］

（2）通所型サービスは、居宅サービスに含まれる。［　　　］

（3）介護老人福祉施設を利用できるのは、要介護１以上の者である。［　　　］

（4）施設サービスにおいて、居住費は保険給付の対象外である。［　　　］

（5）施設サービスでは、食費も保険から支給される。［　　　］

2 空欄にあてはまる語句・数字を書きましょう。

（1）介護保険制度における自己負担率は最大 ＿＿＿＿＿＿＿＿ 割である。

（2）グループホームとは ＿＿＿＿＿＿＿＿ 対応型共同生活介護のことをいう。

（3）介護老人福祉施設は、 ＿＿＿＿＿＿＿＿ 老人ホームともよばれる。

（4）2018年に新設された介護保険施設が介護 ＿＿＿＿＿＿＿＿ 院である。

（5）介護支援専門員をケア ＿＿＿＿＿＿＿＿ という。

3 つぎの設問に答えましょう。

（1）介護保険における地域密着型サービスとはどのようなサービスをいうか。

（2）ケアプランとは何か。簡潔に説明しなさい。

※答えはP.61からの解答を参照

覚えておきたい医療と法律

1 健康保険法と国民健康保険法

日本の社会保障制度の基本となる考え方の一つが国民皆保険です。わが国では国民皆保険という理念の元、すべての国民が、何らかの**医療保険に加入することで誰でも等しく医療を受けることができる**ようになっており、その法的根拠となっている法律の一つが健康保険法です。1922年（大正11年）に公布された健康保険法は、**民間企業で働く労働者や公務員、そしてその被扶養者（家族）に対して保険給付**を行い、国民の生活の安定と福祉の向上に寄与することを目的としています。具体的には、医療保険における保険料の徴収や保険給付、診療報酬額などを規定するほか、医療以外の保険給付として、出産育児一時金や傷病手当金、患者の移送費、死亡による埋葬料などについても規定しています。

しかし、健康保険法はサラリーマンや公務員とその家族を対象としていたため、その対象外である**農山漁村住民への保険を補完することができません**でした。そのため、農民や漁師らの医療保険を整備するために制定されたのが（旧）国民健康保険法です。さらに1958年（昭和33年）に自営業の人や企業に属していない人を対象とする（新）国民健康保険法が公布され、農山漁村住民だけでなく、自営業者や無職の人など、**すべての国民への保健医療が推進**されました。そして1961年（昭和36年）には、被用者保険の適用を受けないすべての国民に医療保険、すなわち国民健康保険への加入を義務付けるようになりました。このことにより、**すべての国民が医療保険の対象**となり、国民皆保険が実現されることになったのです。

このように、わが国では健康保険法と国民健康保険法という2つの法律により、医療保険制度が保障されているのです。

➡出産育児一時金
出産に関する費用負担の軽減のため、公的医療保険から出産時に一定の金額が支給される制度。2023年4月からは、1児につき50万円が支給されています。

➡傷病手当金
公的医療保険に基づき、病気休業中に被保険者とその家族の生活を保障するために設けられた制度。被保険者が病気や怪我のために休職し、事業主から十分な報酬が受けられない場合に支給されます。

➡患者の移送費
病気や怪我等で移動が困難な患者が、医師が一時的・緊急的必要があると判断し移送された場合は、移送費が現金給付として支給されます。

■ 健康保険法と国民健康保険法の変遷

年号	出来事	おもな内容
1920年以前	民間共済組合・官業共済組合	民間企業の労働者を対象とする民間共済組合と、公務員を対象とする官業共済組合の2つのしくみで医療保険を提供。しかし、加入は任意で、給付金や掛け金なども加入者により異なり、保障の格差が問題となっていました。
1922年	（旧）健康保険法公布	従来の医療保険のしくみに対する不安解消と労使関係の改善のため、（旧）健康保険法が公布されました。これが日本の社会保障制度の基礎となりました。
1926年	（旧）健康保険法施行	10人以上の従業員をもつ企業は、健康保険組合を通して従業員に対して健康保険（被用者保険）を提供することが義務付けられました。その後1934年には、対象が5人以上の従業員をもつ企業に変更され、また当初限定的であった被保険者の対象も、徐々に拡大していきました。
1958年	（新）国民健康保険法公布	（旧）国民健康保険法の改正により、新たな国民健康保険法が制定され、全ての市町村における地域保険制度の設立が義務化されました。これにより、旧国民健康保険法では対象から外れていた自営業の人や企業に属していない人も医療保険の対象となりました。
1961年	国民皆保険の実現	健康保険法、すなわち被用者保険の適用を受けないすべての国民に対し、国民健康保険への加入を義務付けました。これによって国民皆保険が実現されることとなりました。

2 医療法

1948年（昭和23年）に公布された医療法の第一条には、「医療を受ける者の利益の保護及び良質かつ適切な医療を効率的に提供する体制の確保を図り、もって国民の健康の保持に寄与することを目的とする」と示されています。具体的には、病院や診療所といった医療施設の開設や管理・運営に関わる事柄を規定する法律です。また、同じく第一条の四では、つぎのような内容が明記されています。

- 「医師、歯科医師、薬剤師、看護師その他の医療の担い手は、医療を受ける者に対し、良質かつ適切な医療を行うよう努めなければならない」
- 「医師、歯科医師、薬剤師、看護師その他の医療の担い手は、医療を提供するに当たり、適切な説明を行い、医療を受ける者の理解を得るよう努めなければならない」

すなわち、医療者が良質で適切な医療を提供するために研鑽（けんさん）を積むこと、そして患者に対するインフォームドコンセントも、医療法により義務付けられている、ということがわかります。このように、**国民が良質で適切な医療を受けられるようにするための法律**が医療法であるといえます。

➡インフォームドコンセント
患者に病状や治療について十分かつわかりやすく説明し、理解と同意を得ること。

3 保健師助産師看護師法

地域の保健活動を担う保健師、正常分娩の介助を行う助産師、そして生活援助や診療の補助業務を行う看護師、准看護師という４つの看護職について、その**身分や業務、免許試験制度、罰則などについて規定**しているのが保健師助産師看護師法です。本法第１条では、「この法律は保健師、助産師及び看護師・准看護師の資質を向上することで医療及び公衆衛生の普及向上を図ることを目的とする」と定められており、看護職が負うべき業務の責任と研鑽の義務が示されているといえます。

①守秘義務

看護職は、患者のあらゆる情報、プライバシーに触れることになりますが、それら**業務上知り得た秘密は決して漏らしてはいけない**と規定されています。これを守秘義務といいます。守秘義務は、定年や結婚等の理由で**勤務先を退職した後も継続して負う**ことになります。看護職のうち、保健師と看護師、准看護師の守秘義務を規定するのも保健師助産師看護師法です（助産師の守秘義務は医師と同様に刑法134条に規定されます）。

②受験資格と免許の交付

看護職の免許を取得するには、看護大学や看護専門学校等の指定の養成所で必要な教育課程を修了し、さらに国家試験（准看護師の場合は資格試験）に合格する必要があります。さらに合格後に厚生労働省（准看護師の場合は都道府県）に免許の交付を申請して、初めて免許を取得できます。

③欠格事由

保健師助産師看護師法では、看護職としての**免許を取得できない場合の要件についても規定**しています。具体的には罰金以上の刑に処せられた者、看護職の業務に関し犯罪または不正の行為があった者、心身の障害により看護職の業務を適正に行うことができない者として厚生労働省令で定めるもの、そして麻薬・大麻またはあへんの中毒者の**４つが、相対的欠格事由**として示されています。

➡欠格事由
かつては、「素行が不良である者」「伝染性の疾病にかかっている者」「目が見えない者、耳が聞こえない者又は口がきけない者」も欠格事由とされていましたが、現在は条文から削除されています。

4 労働に関する法律

一般的な企業に勤める会社員などとは業務内容は大きく異なるかもしれませんが、**看護も労働であり、看護職も労働者です**。健康に働き続けるため、仕事を続けながらも安心して出産や育児ができるようにするため、そして不当な労働条件などに悩まされないようにするためにも、労働に関する法律も知っておく必要があります。

①労働三法

労働に関する法律としてまず挙げられるのは、労働基準法・労働組合法・労働関係調整法の３つ、いわゆる労働三法です。労働基準法は、労働条件についての**最低限度の基準を定めた法律**で、具体的には賃金や労働時間などの待遇や男女統一賃金の原則、休憩や休暇、解雇などが定められています。例えば産前産後の休業や妊産婦の業務制限なども労働基準法で規定されます。労働組合法では、**労働組合を組織して使用者と交渉する権利**を定め、労働関係調整法では、**労働関係の公正な調整**を図り、労働争議（ストライキ等）を予防したり、解決するための規定が示されています。

➡労働争議
労働者が雇用者に対し、自らの労働条件の向上を目指して行う様々な活動のこと。

②労働安全衛生法

最低限の労働条件を定める労働基準法に対し、職業病や労働災害の防止など、**より安全な労働環境の確保および労働者の健康の向上を目的**としている法律で、①作業環境管理、②作業管理、③健康管理という労働衛生の３管理が整備されています。危険な薬物や医療機器、放射線なども扱うことがある医療従事者にとっても非常に重要な法律で、労働者に対する健康診断の実施などを規定しています。

③労働者災害補償保険法

労災保険法ともよばれ、**業務や通勤に起因する傷病や死亡、障害等を補償する労災保険**について定めた法律です。労災保険は被災労働者の社会復帰や遺族の支援、労働者の安全および衛生の確保を目的とし、例えば通勤災害時の療養給付や休業給付、業務上の事故による介護補償給付などを規定しています。

④雇用保険法

労働者が失業した場合や、労働者の雇用が困難になった際に、生活に必要な金銭の給付や求職中の職業訓練給付、育児をする際に休業した場合の給付などについて定める雇用保険制度の根拠となる法律が雇用保険法です。政府、すなわち国が管掌（かんしょう）（管理、監督すること）し、**労働者であれば強制的に加入する保険**で、保険料は労働者と事業者側の双方が負担します。

➡妊婦健康診査
妊娠期における妊婦と児の健康を保つために行われる定期健診。受診の費用は自己負担ですが、妊娠届を提出すると、母子健康手帳の交付とともに、健診を公費で受けられる受診票を受け取ることができます。受診は義務ではありませんが、市町村には受診を推奨する義務があり、また母子の健康のために受診が望まれます。

⑤男女雇用機会均等法

男女の均等な機会と待遇の確保を図り、また女性労働者の就業に関して**妊娠中及び出産後の健康の確保**を図る等の措置を推進することを目的とする法律です。女性労働者が妊婦の場合に、保健指導を受けたり妊婦健康診査を受診するための時間を請求したり、使用者が休憩時間や回数、時差通勤などについての対策を講じることなども規定しています。

⑥育児休業、介護休業等育児又は家族介護を行う労働者の福祉に関する法律

育児・介護休業法ともよばれ、育児や介護を行う人を支援して、**仕事と家庭を両立できる**ようにすることを目的とした法律です。この法律においては、育児休業、子の看護休暇、介護休業、介護休暇などについて規定し、労働者が求めた際に使用者側がそれを認めたり、必要な対策を講じることなどを規定しています。

08日目 おさらいドリル ちからがつく!

1 つぎの文章を読み、正しいものには○、誤っているものには×を書きましょう。

（1）健康保険法では、出産育児一時金の支給が規定されている。 [ ]

（2）看護師の守秘義務は、勤務先を辞めると適用されない。 [ ]

（3）雇用保険の根拠となるのは、男女雇用機会均等法である。 [ ]

（4）雇用保険の保険者は、国である。 [ ]

（5）育児休業給付は、労働基準法で定められている。 [ ]

2 空欄にあてはまる語句を書きましょう。

（1）1961年に国民健康保険への加入が義務化されたことで ＿＿＿＿＿＿ が実現した。

（2）医療提供施設の開設や管理について規定するのは ＿＿＿＿＿＿ 法である。

（3）労働三法は、労働基準法、労働組合法、労働 ＿＿＿＿＿＿ 法の3つである。

（4）業務上の事故による介護補償給付は、労働者 ＿＿＿＿＿＿ 保険法で規定される。

（5）労働者への健康診断の実施を規定するのは労働 ＿＿＿＿＿＿ 法である。

3 つぎの設問に答えましょう。

（1）医療法の目的とは何か。簡潔に述べなさい。

（2）保健師助産師看護師法の定める相対的欠格事由を2つ挙げなさい。

※答えはP.61からの解答を参照

09日目 おさえておこう！医療施設

1 医療提供施設

医療法上では、病院、診療所、介護老人保健施設、助産所、介護医療院、調剤を実施する薬局その他の医療を提供する施設が医療提供施設とされ、さまざまな規定をしています。鍼灸(しんきゅう)やマッサージなどの施術を行う施設（整骨院や接骨院、鍼灸院など）は、**医療類似行為を行う施術所**とされており、医療行為を提供する施設には含まれません。

➡鍼灸
疾患や症状に適した経穴（いわゆるつぼ）に金属の細い針を刺したり、艾（もぐさ）を置いて燃焼させることで生体に刺激を加え、元々身体に備わっている病気からの回復力を高める治療法のこと。

①病院

医療法によれば、病院とは、「医師又は歯科医師が、公衆又は特定多数人のため医業又は歯科医業を行う場所であって、二十人以上の患者を入院させるための施設を有するものをいう。」と定義されています。つまり、**傷病者が医師による適正な診療、治療、療養を受けることを目的**とし、病床数（入院できるベッド）が20床以上の医療施設を病院とよんでいます。

②診療所

医療法では、**医業を行うための場所を病院と診療所に限定**しています。同じく医業を行う場所であることに変わりはありませんが、病床数が19床以下の医療施設は診療所とよばれます。一般的に医院やクリニックなどの名称をもつ医療施設は、診療所にあたります。

③介護老人保健施設

介護保険法で規定される介護老人保健施設も、医療法上の医療提供施設とされます。介護を必要とする高齢者の自立を支援し、**在宅への復帰を目指す**ために、医師による医学的管理の下、看護・介護といったケアに加え、作業療法士や理学療法士等によるリハビリテーション、さらに栄養管理や食事、入浴などの日常生活のケアまで提供する施設です。似たような名称の施設として介護老人福祉施設がありますが、**日常生活のケアに重点を置き、終身利用も可能**な介護老人福祉施設は、医療法における医療提供施設には含まれません。

④助産所

助産所は、医療法において「助産師が公衆又は特定多数人のため助産業務を行う場所」と定義されています。ただし、妊婦や産婦、褥婦(じょくふ)（産後8週頃までにある女性）を10人以上の入院させる施設を有してはならないとも規定されています。助産師でなくても都道府県知事に申請すれば開設することはできますが、**管理者は助産師でなくてはなりません**。

⑤介護医療院

2018年に**介護保険制度上の介護保険施設**として新たに加わったのが介護医療院です。要介護者に対して、医学的管理やターミナルケアなどの長期にわたる**医療的ケアを施し、同時に日常生活に対する介護を提供する施設**です。終末期を過ごす介護老人福祉施設（特別養護老人ホーム）と、在宅復帰を目指す介護老人保健施設の中間的な施設といえます。

⑥調剤薬局

病院や診療所において、医師の診断を経て交付される処方箋(しょほうせん)に基づき、薬を調剤して患者に受け渡す機能をもつ薬局を調剤薬局といいます。処方された薬剤が適切か、患者の服用している薬剤との相互作用はどうか、といったことを精査し、**疑問があれば医師に確認する**ことも求められます。

➡処方箋
診察結果に基づき、医師が患者の病気の治療に必要な薬剤の種類や量、服用法等を記載した指示書。交付できるのは医師のみです。

2 病院の種類

病院は、その規模や機能、役割などから、特定機能病院や地域医療支援病院、臨床研究中核病院などに分類されます。また経営母体によって、さまざまな病院があります。

①特定機能病院

高度医療の提供や医療の進歩への研究、研修の実施などの条件を満たし、厚生労働大臣の承認を受けた病院です。400床以上の病床と、内科、外科、神経科など、定められた16の診療科を有する必要があり、さらには医師や看護師、薬剤師などの十分な人員配置体制や、高度な医療機器・設備が用意されていることも条件となります。

②地域医療支援病院

地域医療や診療所の受け皿となり、おもに後方支援を行う病院で、都道府県知事に承認されたものを地域医療支援病院といいます。原則200床以上であることや、救急医療が提供できること、地域の医療従事者の研修を実施すること、などが条件となります。

③臨床研究中核病院

日本発の革新的医薬品・医療機器等の開発を推進するため、**国際水準の臨床研究等の中心的役割を担う病院**を臨床研究中核病院とよびます。2015年より医療法上で位置づけられるようになりました。最先端かつ画期的な研究環境、設備等を有した上で、厚生労働大臣による承認が必要です。

④精神科病院

精神科病院とは、精神疾患を抱える患者の治療を目的とした専門病院のことです。精神保健福祉法によって、**各都道府県は精神科病院を設置しなければならない**と定められています。

➡精神保健福祉法
正式名称は精神保健及び精神障害者福祉に関する法律。障害者基本法の基本理念に基づき、精神障害者の権利の擁護を図りつつ、その医療や保護、日常生活の程、そして社会復帰や自立を支援するための法律です。

⑤一般病院

特定機能病院や地域医療支援病院などに該当しない病院が一般病院とされます。地域の小規模病院などを含め、**地域医療を支える病院**で、必要な場合に地域医療支援病院や特定機能病院などへの紹介を行います。

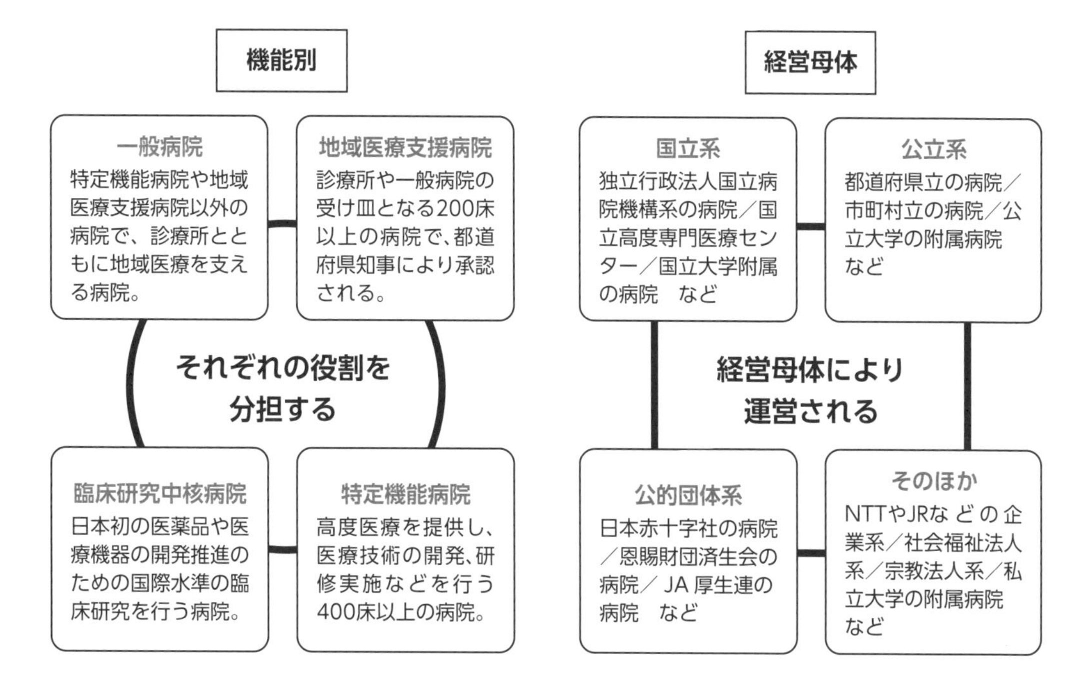

3 病床区分

病院や診療所が有する病床（入院ベッド）についても、医療法により、精神病床、結核病床、感染症病床、療養病床、そして一般病床という５つの種類に分類されています。精神病床は、精神疾患を有する者を入院させるためのもの、結核病床は結核（結核菌による感染症）の患者を入院させるためのものです。感染症病床は、感染症法の規定する感染症の患者を入院させるためのもの、療養病床は、精神病床、感染症病床、結核病床以外の病床で、長期にわたって療養が必要な患者を入院させるためのものです。そしてこれらに属しない病床が一般病床とよばれます。それぞれの病床により、入院期間や治療、看護の内容は大きく異なるため、**病床の区分に沿った形で設備や医療従事者の人員配置などが決められています**。

4 医療施設の基準

患者に適切かつ安心・安全な医療を提供するために、**医療施設にはさまざまな基準**が設けられています。医療法により、例えば病院において、一般病床については患者１人当たりの病室の床面積は6.4m² 以上、廊下幅は片側居室の場合1.8 m以上、両側居室の場合2.1 m以上確保しなければなりません。そして療養病床では、１つの病室の病床数は４床以下と決められています。また建築基準法では、病院・診療所の病室の有効採光面積は、床面積の１／７以上必要であると規定されています。さらに騒音についても、環境基本法により療養施設のある地域は昼間50 デシベル以下、夜間40 デシベル以下と、通常の住宅地域よりも厳しい基準が定められています。このように、医療に関連する法律のほか、建築や環境に関する法律などにより、医療施設の環境や構造についてはさまざまな規定がなされており、より**快適で安全な療養環境が確保される**ようになっています。

➡デシベル
音や振動の強さなどを表す単位。普通の日常会話程度で50デシベルほどとされ、小声で話す程度になると40デシベルほどとされます。

■ 病院の設備・療養環境の基準

	病院（一般病床）	診療所（一般病床）	療養病床
患者１人当たりの病室の床面積	6.4m² 以上	１人部屋の場合：6.3m² 以上 ２人部屋の場合：4.3m² 以上	6.4m² 以上 ※１病室の病床数は４床以下
廊下幅	片側居室の場合：1.8 m 以上	片側居室の場合：1.2 m 以上	片側居室の場合：1.8 m 以上
	両側居室の場合：2.1 m 以上	両側居室の場合：1.6 m 以上	両側居室の場合：2.7 m 以上
病室	地階または３階以上の階には設置しない。※主要構造部を耐火構造とする場合，３階以上に設置できる		
病室の窓の採光面積	建築基準法によって、病室の床面積の７分の１以上が必要		
騒音	環境基本法により、昼間：50 デシベル以下／夜間：40 デシベル以下が望ましい		
照度	病室は100 ～ 200 ルクス、診察室や一般検査室、外来の廊下などは200 ルクス、医局や看護師室などは500 ルクス、手術室は1,000 ルクス		
温度	夏場は25 ～ 27℃、冬場は20 ～ 22℃		
湿度	夏場は50 ～ 60％、冬場は40 ～ 50％		

09日目 おさらいドリル ちからがつく!

1 つぎの文章を読み、正しいものには○、誤っているものには×を書きましょう。

(1) 助産所の管理者は、助産師でなくてはならない。 [　　　]

(2) 調剤薬局は、処方箋を交付することができる。 [　　　]

(3) 特定機能病院は、都道府県知事により承認される。 [　　　]

(4) 病室の床面積は、建築基準法によって規定されている。 [　　　]

(5) 病室の有効採光面積は、床面積の1／7以上と定められている。 [　　　]

2 空欄にあてはまる語句・数字を書きましょう。

(1) 病床数が ＿＿＿＿＿＿ 床以下の医療施設を診療所という。

(2) 介護 ＿＿＿＿＿＿ 施設は、医療法における医療提供施設とされる。

(3) 地域医療の後方支援を担う病院を地域 ＿＿＿＿＿＿ 病院という。

(4) 病床は精神病床、結核病床、 ＿＿＿＿＿＿ 病床、療養病床、一般病床に区分される。

(5) 療養施設のある地域は、昼間 ＿＿＿＿＿＿ デシベル以下と規定されている。

3 つぎの設問に答えましょう。

(1) 介護医療院とはどのような施設か。簡潔に説明しなさい。

(2) 臨床研究中核病院とは、どのような役割を担う病院か。

※答えはP.62からの解答を参照

10日目 医療に携わる専門職

1 医師・歯科医師

医業（または歯科医業）を行う者を医師（歯科医師）といい、医師法の第１条により、「医師（歯科医師）は、**医療及び保健指導をつかさどる**ことによって公衆衛生の向上及び増進に寄与し、もって**国民の健康な生活を確保する**ものとする」と定義されています。ここでいう医業を行うことができるのは医師だけです。これを業務独占といいます。業務独占とは、その**資格を持たないものが業務に携わると違法**とされる決まりのことです。同時に、**医師以外の者が医師という名称や紛らわしい名称を用いることも禁止**されています。これを名称独占といいます。多くの医療職を対象とする業務独占や名称独占の決まりは、高度な専門知識を有しないものがその業務を行ったり、ある名称を用いて業務を行うことで、医療の安全が脅かされるようなことがないようにと定められているものです。

医師は、医学を学ぶことのできる大学において６年間に及ぶ専門的な教育を受け、医師（歯科医師）国家試験に合格し、さらに厚生労働大臣の承認を受けた医療のエキスパートです。医師には、病院や診療所等で人を診察し、病気の治療を行う臨床医や、大学病院などの研究機関で病気や治療法、新薬等の研究を行う研究医などがいます。

薬は詳しいから大丈夫
○○という薬を処方します
業務独占
保健指導は行ってもいいはず
保健師の○○と申します
名称独占

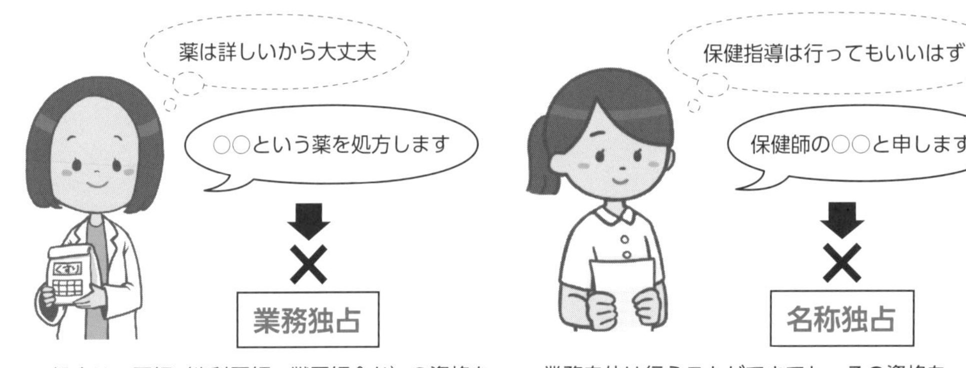

処方は、医師（歯科医師・獣医師含む）の資格を持たないものは行うことができない業務です。

業務自体は行うことができても、その資格を持たないものが名称を使用してはいけません。

2 薬剤師

薬剤師は、**医師の処方箋に基づいて調剤**を行ったり、医薬品の販売や服薬指導、薬の管理のほか、薬の研究・開発・製造などに携わる専門職です。薬剤師は、薬剤師法という法律により、「調剤・医薬品の供給その他薬事衛生をつかさどることによって、公衆衛生の向上及び増進に寄与し、もって国民の健康な生活を確保するものとする」と定義されています。薬剤師の資格は、薬学を学ぶことのできる大学において６年間に及ぶ専門的な教育を受けたのち、薬剤師国家試験に合格し、厚生労働大臣に承認を受けることで取得できる国家資格です。

➡調剤
医師の交付する処方箋に基づき、医薬品を揃え、患者に交付する薬剤師の独占業務です。患者が飲みやすいように袋等に小分けにしたり、粉砕することもあります。

医師が交付する処方箋がなければ調剤することはできませんが、処方箋の内容に問題があると思われる場合には、**処方した医師に確認する義務**を負っています。患者を診断し処方箋を交付できるのは医師だけですが、処方箋に基づいた薬を調剤し、提供するのは薬剤師の役割です。**医師と薬剤師がそれぞれの業務を分担し、医療の質の向上を図るこのしくみ**を、医薬分業といいます。

③ 看護師・准看護師

保健師助産師看護師法により、看護師は「傷病者や褥婦（産後6～8週頃にある女性）に対する療養上の世話または診療の補助を行うことを業とする者」、そして准看護師は「医師・歯科医師・看護師の指示を受け、病者や褥婦に対する療養上の世話または診療の補助を行うことを業とする者」と定義されています。看護師は大学や専門学校などにおいて指定の課程を修めて看護師国家試験に合格した後、厚生労働大臣に承認を受けて取得できる国家資格です。一方の准看護師は、准看護師学校などで准看護師の課程を修めて准看護師資格試験に合格した後、都道府県知事により承認される免許です。

医師法の第17条には「医師でなければ医業を行ってはならない」と明記されていますが、医師らの指示に基づくことで**例外的に看護師が一定の医行為を行うことが認められています**。そして医療の高度化等により、看護師らの業務範囲はさらに多岐にわたるようになり、静脈注射の実施や喀痰（かくたん）の吸引なども看護師の業務範囲内となっています。さらに2015年（平成27年）からは特定行為（より侵襲度が高いとされる医行為）にかかる**看護師の研修制度が開始**されました。これにより、一定の危険を伴う処置等の特定行為について、研修を受けた看護師が予め作成された手順書に基づいて行うことを条件とすれば診療の補助に含まれるとされ、業務を行うことができるようになりました。

➡特定行為
診療の補助行為のうち、看護師が手順書により行う場合に、実践的な理解力、思考力及び判断力並びに高度かつ専門的な知識及び技能が特に必要とされるもの。

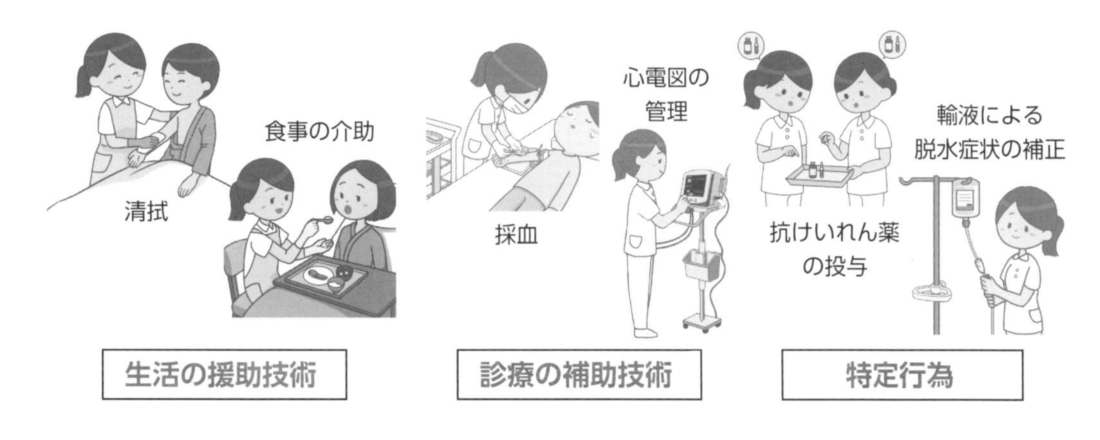

④ 保健師・助産師

地域等において保健指導に従事する看護職のひとつが保健師です。病気の予防や健康増進などの公衆衛生活動を担い、地域看護を支えるエキスパートです。保健師は名称独占の資格ですが、保健師という名称を用いなければ他の職種でも保健指導を行うことに問題はないため、**業務独占の資格ではありません**。

助産師は、助産業務や妊婦・褥婦・新生児の保健指導を行う職種です。医師とともに助産行為を行うことができるのは助産師だけで（ただし正常分娩のみ）、**申請して助産所を開業**することもできます。看護師や准看護師、保健師などの他の看護職と異なり、**女性のみが取得できる資格**です。

保健師および助産師の資格を取得するには、看護師国家試験**に合格していることが前提**となります。看護教育を修了して看護師国家試験に合格し、その後（あるいは同時に）保健師・助産師の各カリキュラムを修めたうえで保健師国家試験、助産師国家試験を受け、合格することで資格を取得できます。

5 栄養士・管理栄養士

栄養士法に基づき、栄養士の名称を用いて栄養の指導に従事するのが栄養士です。厚生労働大臣が指定する栄養士養成施設あるいは管理栄養士養成施設において、２年以上必要な知識及び技能を修了した後、都道府県知事により免許を受けることができます。

管理栄養士は、栄養士の資格を有する者が管理栄養士国家試験に合格後、厚生労働大臣から交付される資格です。健康な人に対する栄養指導を行う栄養士に対し、**管理栄養士は傷病者に対する療養のための栄養指導なども行います**。疾患や病状、検査内容などによっては、塩分制限やカロリー制限など、食事が制限されることもあります。そのため管理栄養士による栄養管理も重要となります。

6 医療現場で活躍するそのほかの医療職

病院や介護施設などの医療施設や、その他さまざまな医療現場では、医師や看護師、薬剤師などのほかにも、多くの医療職が働いています。それぞれが専門的な知識や技術を発揮し、**ともに連携することで、より最適で効率的、かつ安全な医療が提供**されます。

①理学療法士（PT：Physical Therapist）

身体や精神の障害がある者に対し、基本的動作能力の回復を図るために運動療法やマッサージなどを施し、日常生活を送ることができるようするための支援を行う医療職が理学療法士です。指定の課程を修了し、理学療法士国家試験に合格することで取得できます。

②作業療法士（OT：Occupational Therapist）

身体や精神に障害がある者に対し、生活動作の獲得や社会適応能力の回復を図るために、家事や芸術活動、遊び、スポーツといった生活の中における作業を行わせることで健康増進に努める医療職です。理学療法士と同じく指定の課程を修了し、作業療法士国家試験に合格することで取得できます。

③臨床検査技師

臨床検査技師は、医師の指示のもと、人体から採取された検体（細胞や組織の一部）の検査（検体検査）やさまざまな生理学的検査（心電図やエコー検査など）を行う医療職です。

④言語聴覚士

聴覚や言語機能、嚥下（えんげ）機能（食べ物を飲み込む機能）に障害がある者に対し、その機能の維持向上を図るための訓練や助言、指導を行う医療職が言語聴覚士です。

⑤救急救命士

傷病者に対し、医療施設に到着するまでの間に救護活動や、ときに救急救命処置を施し、速やかに医療施設まで搬送するのが救急救命士の役割です。

理学療法士

身体を動かすための基本的な訓練を支援するのが主な役割。

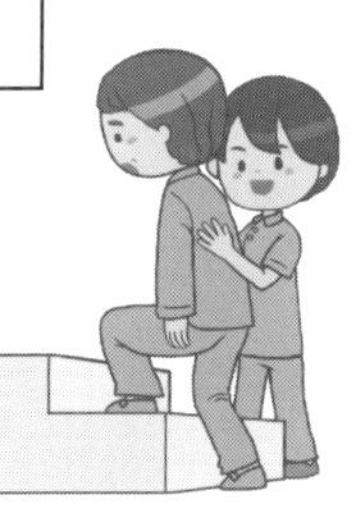

自立した日常生活を送るためにリハビリテーションを支援する、という点では共通の医療職

作業療法士

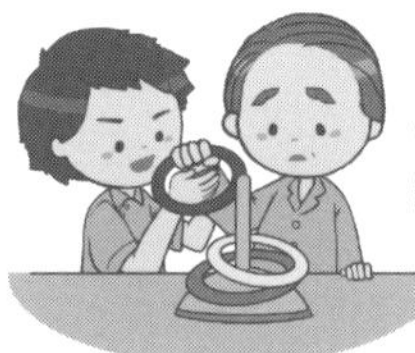

日常生活に必要な応用動作や社会適応能力の訓練が主な役割。

10日目 おさらいドリル ちからがつく!

1 つぎの文章を読み、正しいものには○、誤っているものには×を書きましょう。

（1）医師は、名称独占の資格である。 [　　　]

（2）保健師の資格を取得するには、看護師国家試験の合格が必須である。 [　　　]

（3）保健師は、業務独占資格である。 [　　　]

（4）栄養士は、都道府県知事により交付される免許である。 [　　　]

（5）言語聴覚士は、嚥下困難のある患者への嚥下訓練にも携わる。 [　　　]

2 空欄にあてはまる語句・数字を書きましょう。

（1）薬剤師資格の取得には ＿＿＿＿＿＿ 年の教育課程を修了することが必須である。

（2）看護師免許は看護師国家試験合格後に ＿＿＿＿＿＿ の承認を受けて取得できる。

（3）2015年より ＿＿＿＿＿＿ 行為にかかる看護師の研修制度が開始された。

（4） ＿＿＿＿＿＿ 栄養士は、傷病者への栄養指導も行う。

（5）OT（Occupational Therapist）とは、 ＿＿＿＿＿＿ 士のことをいう。

3 つぎの設問に答えましょう。

（1）医薬分業とは何か。簡潔に説明しなさい。

（2）理学療法士とは、どのような業務を行う医療職か。簡潔に説明しなさい。

※答えはP.62からの解答を参照

11日目 医療の連携と看護方式

1 地域医療の連携

病気やその疑いがあるときには、病院や診療所に行き、受診します。その際問題になるのが、**特定の病院への患者の集中**です。病院を受診する際には、「もしかすると重大な病気かもしれない」「大きな病院の方が安心できる」などの理由から、初めから大学病院や特定機能病院などの大規模病院を選択する人もいます。もちろん初めから大学病院などの大規模病院を受診することも可能ですが、軽症の患者や長期的な療養が必要な患者など、あらゆる患者が大規模病院に集中してしまうことで、本当に**緊急で高度な医療を必要とする重症患者の診察や治療に影響する**ことも考えられます。それを防ぐために、まずはかかりつけ医とよばれる地域の診療所や小規模病院を受診し、そこでさらに詳しい専門的な検査や治療が必要と判断された場合に、より大きな地域医療支援病院や最新の設備を持つ特定機能病院を紹介されて受診するという、**医療機関の役割分担が推奨**されています。

➡かかりつけ医
健康に関することを気軽に相談でき、最新の医療情報を熟知して、必要な際に専門医や専門医療機関を紹介できる、地域の身近な医師（診療所）のこと。

2 紹介状

軽症な場合や風邪などの日常的な病気の治療は地域の診療所や小規模病院、救急の場合や高度な医療を必要とする病気の治療は大規模病院、という**病院の特性に合わせた役割分担を推進するための一つの方法が**紹介状です。紹介状は、正式には診療情報提供書といい、あらかじめかかりつけ医で受診した情報などが記載されています。紹介状なしに大規模病院を受診することもできますが、その場合には初診で5,000円以上、再診で2,500円以上にもなる**健康保険適用外の特別料金が徴収される**ことになります（救急の場合や公費負担医療制度の受給対象者などは除く）。また大規模病院での診察結果が軽症だと判断された場合や、治療が順調に進み症状が安定した場合などは、大規模病院から中小規模病院や診療所への逆紹介が行われることもあります。

紹介状のしくみは、地域のかかりつけ医と大規模病院がそれぞれの特性を十分に発揮し、**医療の機能を分化させることで、より効率的で質の高い医療を実現する**ためのものといえます。

➡公費負担医療制度
医療保険制度の枠組みとは別に、国や地方自治体が税金を財源として医療にかかる費用の負担を行う制度。対象となるのは社会的弱者や障害者、戦争による傷病や公害による健康被害、難病患者などにかかる医療費や、公衆衛生の向上を目的とする場合などです。

紹介状なし

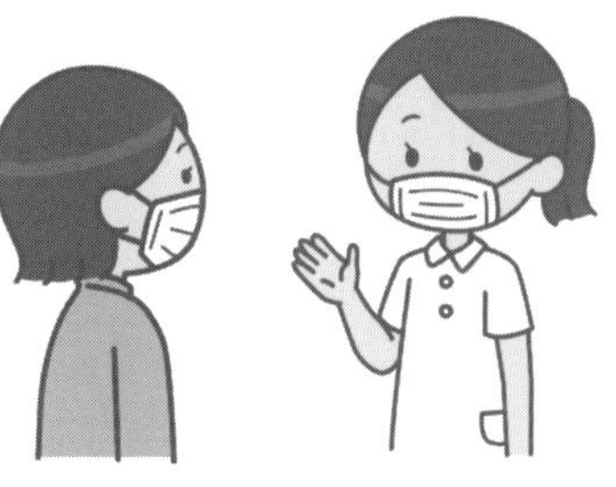

・同じ検査を新たに受けないとならない。
・保険適用外の費用を負担しなければならない。

○×病院

紹介状あり

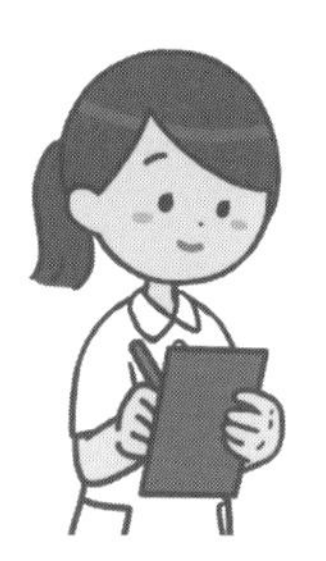

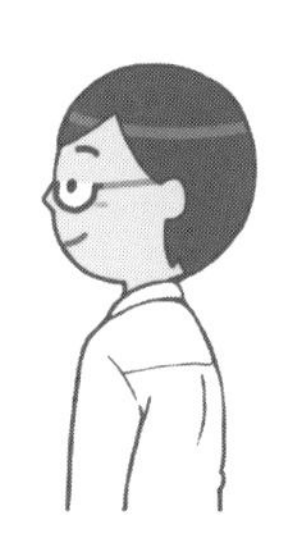

・かかりつけ医で受診した情報を把握することができる。
・より詳しい診察をスムーズに行うことができる。

3 クリティカルパス

クリティカルパス（またはクリニカルパス）とは、プロジェクトの全工程を最短時間で完了するために、**重要な作業経路の日程と進行予定を示した工程表**のことをいい、元々建築現場における作業の効率化などの目的で活用されていました。医療現場では、**患者ごとに入院から退院までの治療・検査のスケジュールを時間軸に沿って記述した計画表**として活用されています。医療現場におけるクリティカルパスは、患者が入院から退院までの治療計画やスケジュールを把握しやすくなることに加え、従来、担当する医師によってばらつきがあった医療の内容を標準化し、医師や看護師をはじめ、医療にかかわるスタッフ全員が患者の治療計画を共有化することで、連携した医療を提供しやすくなる、というメリットがあります。

このクリティカルパスを病院内だけでなく、**地域医療の連携のために応用したものが**地域連携クリティカルパスです。地域連携クリティカルパスは、地域内の複数の医療機関（専門医療機関やかかりつけ医、介護施設など）などで患者の診療情報や診療計画を共有し、役割分担を明確にすることで、その**地域における施設同士の効率的な連携**を可能にします。ある患者が急性期を担当する病院で治療を受け、病状が安定した段階で回復期を担当する病院に移り、その後通院、さらには自宅で療養する、といった**地域完結型医療という流れを円滑にする**のが地域連携クリティカルパスの目的です。

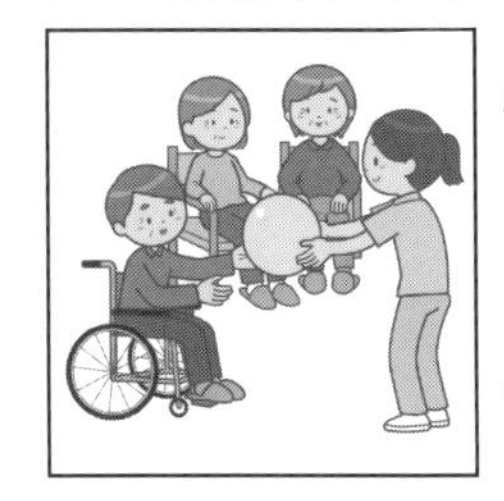

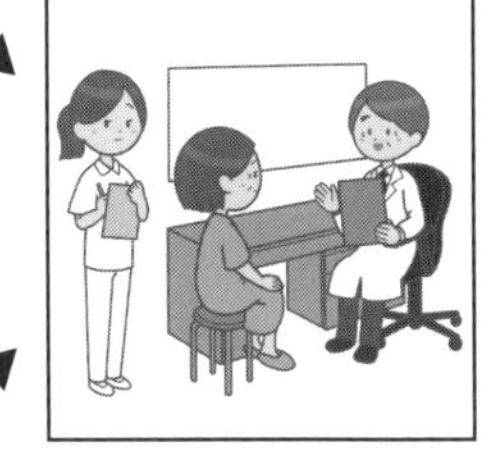

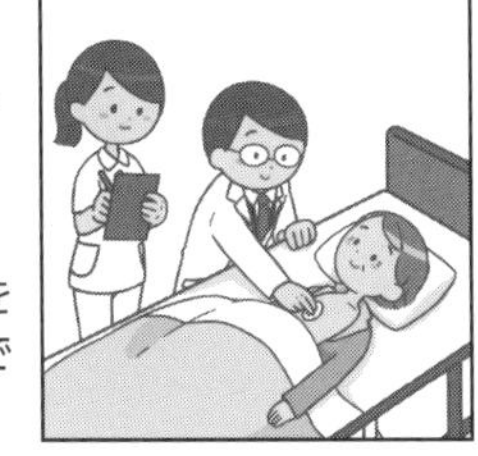

COLUMN

コンビニ受診

コンビニ受診とは、一般的に外来診療を行っていない休日や夜間の時間帯に、とりたてて緊急性のない軽症（であろう）患者が病院の救急外来を受診する行為のことです。24時間営業のコンビニエンスストアで気軽に買い物をするような感覚で受診することから、コンビニ受診と呼ばれています。コンビニ受診をする理由は、「日中は用事があるから」「夜の方が空いているから」といった自己都合によるものです。このような行為により、救急外来が混み合い、命にかかわるような重症患者への対応が遅れたり、医師や看護師等の医療従事者が疲弊し、地域の救急医療体制が維持できなくなる可能性もあります。

4 医療職同士の連携

①セカンドオピニオン

主治医以外の医師に対して、**診断・治療方針の妥当性について意見を求めること、またはその意見**をセカンドオピニオンといいます。一人の医師による診断や治療方針だけでは疑問や不安が拭いきれない場合や、治療方針が複数考えられ判断が難しい場合などに、主治医に診療情報提供書を作成してもらい、別の医師による意見を求めることができます。

②カンファレンス

一般的に会議や研究会などと訳されますが、医療の現場においては、あらゆる医療職が患者（症例）の情報を出し合い、より良い治療やケアの方針を探る検討会のことをいいます。職種や立場に関わらず、最善の医療を提供できるように、**各々（おのおの）の医療職が対等**に、それぞれの視点から様々な意見を出し合い、検討できる雰囲気作りが重要となります。

③チーム医療

多種の医療職が集まり、チームを作り、それぞれの視点から、対等な立場として治療や看護、療養、リハビリテーションなどに関する計画を出し合い、協力して行う医療体制がチーム医療です。病院内の診療科や、ときには病院という枠を超えたチームが編成され、患者にとって最善の医療体制がとられます。チーム医療体制を推奨するように、医師や看護師、管理栄養士などが連携して栄養管理を行う栄養サポートチーム（NST）や、医師や看護師、臨床工学技士などが連携して人工呼吸管理を行う呼吸ケアサポートチーム（RST）、精神科領域のエキスパートにより精神科医療のニーズに対応する精神科リエゾンチームなどに対しては、**診療報酬上の加算が図られる**ようになっています。

➡臨床工学技士
治療や検査に不可欠な医療機器を操作したり、保守点検、管理などを行う専門職。定められた養成所を修了し、臨床工学技士国家試験に合格することで取得できます。

➡リエゾン
フランス語で「連携・橋渡し・つなぐ」を意味する言葉です。精神科リエゾンチームでは、各医療職が連携し、患者とつながりながら治療を進めます。

5 看護方式

看護師同士がそれぞれの能力を生かし、また患者の状態や入院状況などに合わせ、最適な看護を提供するためには、さまざまな看護の提供体制＝看護方式が採用されます。

①チームナーシング

１つの病棟の看護師を複数のチームに分け、**チームごとに一定数の患者を受け持つ看護方式**です。チームリーダーを中心とし、経験年数、能力、専門分野などが異なるメンバーで編成されるため、足りない経験や能力をそれぞれが補うことで、**一定水準の看護を提供する**ことができます。チームナーシングでは、メンバーを毎日、あるいは週単位で入れ替えますが、一定期間（半年～年単位）、メンバーやリーダーを固定して看護を提供する固定チームナーシングという看護方式もあります。

②プライマリーナーシング

１人の患者を１人の担当看護師（プライマリーナース）が、**入院から退院まで一貫して受け持つ看護方式**です。看護師個人の主体性や専門性が発揮でき、やりがいにつながりやすいうえ、患者と看護師の間に信頼関係が生まれやすく、きめ細かい看護が期待できます。

③モジュールナーシング

１つの病棟に所属する看護師を２つ以上のチームに分割し、それをさらに数名ずつのモジュール（単位）に分けて看護を行う看護方式です。チームでの連携とより細やかな看護という、**チームナーシングとプライマリーナーシングの利点を生かす**ことを目的とした看護方式です。

11日目 おさらいドリル ちからがつく！

1 つぎの文章を読み、正しいものには○、誤っているものには×を書きましょう。

（1）紹介状がなければ、大規模病院の受診はできない。 [ ]

（2）患者情報は、連携する地域の病院同士で共有することができる。 [ ]

（3）チーム医療では、医師が中心的存在として治療方針を決定する。 [ ]

（4）編成する医療チームによって診療報酬が加算されることもある。 [ ]

（5）新人看護師でも一定水準の看護を提供できるのがチームナーシングの利点である。 [ ]

2 空欄にあてはまる語句を書きましょう。

（1）紹介状とは、＿＿＿＿＿＿提供書のことである。

（2）地域の連携と医療の標準化を実現するのが地域連携＿＿＿＿＿＿である。

（3）より良い治療やケア方針を探る検討会を＿＿＿＿＿＿という。

（4）NSTは、＿＿＿＿＿＿サポートチームのことをいう。

（5）看護チームをさらに数人の単位に分ける看護方式を＿＿＿＿＿＿ナーシングという。

3 つぎの設問に答えましょう。

（1）セカンドオピニオンとは何か。簡潔に説明しなさい。

（2）プライマリーナーシングとはどのような看護方式をいうか。

※答えはP.63からの解答を参照

医療費に関すること

1 国民医療費とは？

わが国において、１年間にかかった、**医療機関等における保険診療の対象となり得る傷病の治療費用を推計**したものを国民医療費といいます。具体的には、医師や歯科医師の診察にかかった診療費、薬局調剤医療費、入院時食事・生活医療費、訪問看護医療費、健康保険等で支給される移送費などがあります。国民医療費は、医療保険による給付や、後期高齢者医療制度、公費負担医療制度（難病や戦傷病者に対する医療費など）による給付といった公的な支出に加え、医療を受けた人が一部、あるいは全額自己負担した費用を合計して算出されます。

国民医療費は、**保険診療が適用される費用に限定される**ため、保険診療の対象とならない先進医療や高度医療、選定療養（特別の病室への入院、歯科の金属材料等）、不妊治療における生殖補助医療（2022年４月より、一部の生殖補助医療について新たに保険適用されることになりました）等に要した費用は対象外です。また、**傷病の治療費に限る**ため、正常な妊娠・分娩に要する費用や美容整形にかかる費用、健康の維持・増進を目的とした健康診断や人間ドック、予防接種等に要する費用、固定した身体障害のために必要とする義眼や義肢等の費用、市販薬の購入にかかる費用なども国民医療費には含まれません。

➡先進医療
厚生労働大臣が定める高度な医療技術を用いた医療・療養のうち、公的医療保険の対象になっていないもの。

➡生殖補助医療
体外受精や顕微授精、凍結胚・融解移植など、近年進歩した新たな不妊治療法のこと。

病院を受診することが多い高齢者の増加に伴い、国民医療費の総額はここ10年ほど40兆円を上回っています。例えば下記の図にある令和３年度（2021年度）の国民医療費は45兆359億円にものぼり、さらにその**60%以上を**高齢者**が占めています**。また75歳以上の後期高齢者でみても、４割近くを占める結果となっています。

医療費が高いということは、それだけ医療体制が手厚く、安心して医療を受けることができていることを表しているともいえますが、一方で少子化という現実の中、**一人一人に対する医療費の負担が重く**、その負担が**将来的にますます増えていく**、という問題があることも忘れてはなりません。

■ 年齢階級別国民医療費（令和３年度）　（単位：円）

	総数	65歳未満				65歳以上	70歳以上（再掲）	75歳以上（再掲）
			0～14歳	15～44歳	45～64歳			
国民医療費（構成比）	45兆359億（100%）	17兆7323億（39.4%）	2兆4178億（5.4%）	5兆3725億（11.9%）	9兆9421億（22.1%）	27兆3036億（60.6%）	23兆3696億（51.9%）	17兆2435億（38.3%）
人口一人当たり	35万8800	19万8600	16万3500	13万3300	29万700	75万4000	82万4500	92万3400

資料：厚生労働省「国民医療費」

COLUMN

アメリカの医療費

医療技術も世界最高水準ですが、医療費も最も高いといわれるのがアメリカ合衆国です。これは、「自由診療で医療費を病院が決める」「救急車を呼ぶのは有料」「医療過誤による訴訟に備え高度な精密検査が日常的」といった理由などが背景にあります。州や地域によって異なりますが、例えば初診料は20,000～40,000円、救急車は救命士なしで84,000円、救命士ありの場合は150,000円程度（ニューヨーク州）といった具合です。アメリカへ出張や旅行で滞在する時は、万一の場合の医療費リスクを考え、保険に入っておくなどの対策が必要かもしれません。

❷ 自由診療と保険診療

保険診療の適用外の医療行為、例えば最先端の医療技術や薬による治療（先進医療）や美容整形等を、自由診療や保険外診療といいます。自由診療を受けた場合には、**全額自己負担にて費用を支払う**ことになります。病気の状態や治療内容によっては、保険診療の対象となる治療法と自由診療による治療法の両方が有効となる場合があります。自由診療と保険診療を組み合わせて行う医療を混合診療といいますが、日本では、この**混合診療は原則的に禁止**とされており、混合診療を行った場合には、治療全体が自由診療とされ、**全額自己負担となります**。混合診療が禁止されている理由としては、

> ①本来、保険診療により一定の自己負担額において必要な医療が提供されるにもかかわらず、患者に対して保険外の負担を求めることが一般化することで患者の負担が拡大するおそれがある。
> ②安全性、有効性等が確認されていない医療が保険診療と合わせ実施されてしまうことで、患者の安全性が損なわれるおそれがある。

という2点が、厚生労働省の見解として示されています。また、混合診療が認められると、経済的に余裕のある人ばかりがより先進的、限定的な医療を受けることができ、**お金の有無で受けられる医療に差ができてしまう**、といった問題も考えられます。ただし、新しい抗がん剤治療や不妊治療などの自由診療については、混合診療を認め、一部で拡大していく方針も示されています。

混合診療を認めてしまうと…

一部保険適用になるので、保険適用外の自由診療も受けやすくなる。

必要以上の診療を受け、結果的に患者の負担が大きくなってしまいかねない。

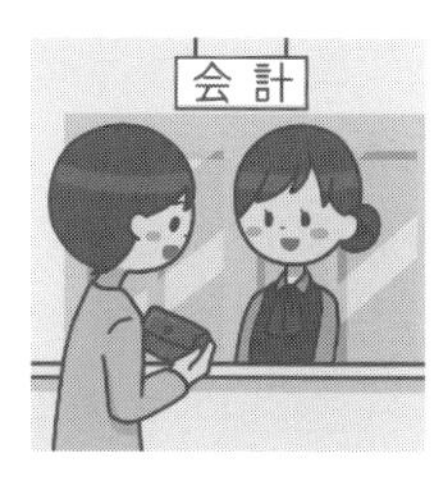

保険が適用されない未承認の薬や最先端の治療法も試してみやすくなる。

しかし

安全性や有効性が十分に確認できない薬や治療法では患者の安全が保てない。

❸ 高額療養費制度

高額療養費制度とは、医療機関や薬局において、同一月に支払った医療費が高額になった場合に、**限度額を超えた分について払い戻しを受ける**ことのできる制度のことをいいます。ただし、入院時の食事費用や差額ベッド代、先進医療にかかる費用などは含まれません。高額療養費の受給に年齢制限はありませんが、**自己負担の上限額は年齢や所得によって異なります**。また、世帯合算（同じ世帯の人の医療費を合算できる）や多数回該当（12ヶ月以内に3回以上上限額に達した場合に上限額が下がる）など、さらに負担が軽減されるしくみもあります。

通常、高額療養費の申請をしてから払い戻しがなされるまでには3ヶ月程度要しますが、医療機関の窓口で一時的に負担することも困難な時には、**無利息の高額医療費貸付制度の利用も可能**です。さらに限度額適用認定証があれば、窓口負担も**最初から自己限度負担額まで**となります。

4 診療報酬点数

医療機関で提供される医療行為には、**点数が決められています**。この点数が保険点数などとよばれることもある診療報酬点数です。医療機関は、受診した患者に提供した医療行為の内容を元に診療報酬明細書（レセプト）を作成します。そして**診療報酬点数１点につき**10円として換算し、金額が算出されて医療保険の財源や患者本人に対して請求します。これをレセプト請求といいます。

診療報酬点数は、基本２年に１回の改定が行われています。改定の際には、中央社会保険医療協議会（事業主や被保険者などの支払い側と、医師などの診療側、そして公益代表の第三者によって構成される機関）での審議を経て、厚生労働大臣による承認が行われます。診療側は、病院経営や医療職の待遇改善を図る目的から、**診療報酬点数の引き上げや点数の対象となる項目の新設などを求めます**が、支払い側や国は、医療費や保険料の高騰を避けるべく、**引き上げをなるべく抑えたい**という立場をとるため、常に議論がなされることになります。

5 医療費の支払い方式

診療報酬点数に基づき、各医療機関が患者に対して、行った医療行為の点数分を請求する方法を出来高支払い方式といいます。すなわち、**提供された医療行為の分だけその費用を支払う**というもので、一般的に外来診療などでは出来高支払い方式により医療費を支払います。

一方、実際に行った医療行為ごとではなく、**患者の診療内容や処置内容と診断病名の組み合わせによりあらかじめ点数**が決められ、その診療報酬点数に基づいた医療費を支払う方式を包括（ほうかつ）支払い方式（DPC）といいます。包括支払い方式は、いわば**入院１日当たりの定額制**といえます。

出来高支払い方式では、例えば不必要な検査や投薬などを行うことで、医療機関が診療点数を増やして**自らの報酬を拡大する**ことも不可能ではありません。対して包括支払い方式では、医療機関が営利目的で過剰な医療行為を行うことは防げますが、患者により良い医療を提供すればするほど医療機関の利益が薄くなることもあり、場合によっては**過小な医療、粗悪な医療が提供される可能性**も否定できない、というデメリットもあります。

包括支払い方式を導入する医療機関も増えていますが、実際には、出来高支払い方式による部分と包括支払い方式による部分を組み合わせて請求されることが多いのが現状です。

・初 診 料…○○点
・胃カメラ…○○点
・注　　射…○○点
・薬　　代…○○点

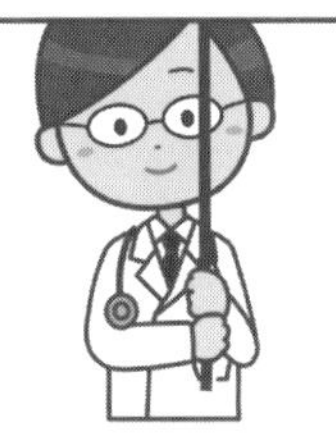

出来高支払い方式

実際に行われた医療行為の１つ１つに対して診療報酬点数が加算され、費用を支払います。

デメリット

医療機関が利益追求のために、不要な検査や過剰な治療を行う恐れもあります。

〈胃潰瘍の患者様〉
入院１日につき
○○○点の
定額制

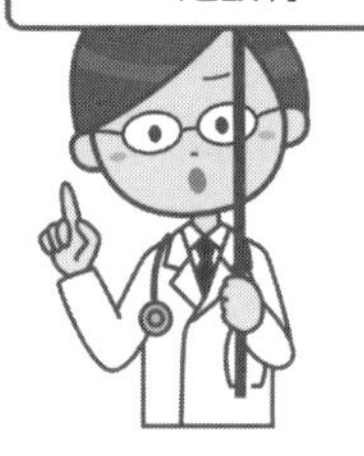

包括支払い方式

診断病名と治療内容の組み合わせで、あらかじめ入院１日当たりの点数が決められています。

デメリット

よい医療を提供するほど医療者側の利益が少なくなることもあり、過小な診療になる可能性も考えられます。

12日目 おさらいドリル ちからがつく！

1 つぎの文章を読み、正しいものには○、誤っているものには×を書きましょう。

（1）正常分娩に関する費用は、国民医療費に含まれない。 [ ]

（2）予防接種にかかる費用は、国民医療費に含まれる。 [ ]

（3）義肢にかかる費用は、国民医療費に含まれない。 [ ]

（4）診療報酬点数は、２年ごとに改定される。 [ ]

（5）診療報酬点数の改定には、病院のある都道府県の承認が必要である。 [ ]

2 空欄にあてはまる語句・数字を書きましょう。

（1）保険適用外の診療を受けることを ＿＿＿＿＿＿ 診療という。

（2）限度額を超えた医療費が払い戻される制度を ＿＿＿＿＿＿ 制度という。

（3）診療報酬明細書に基づく保険者への請求を ＿＿＿＿＿＿ 請求という。

（4）診療報酬点数１点につき ＿＿＿＿＿＿ 円で換算される。

（5）受けた医療行為の分だけ費用を支払う方式を ＿＿＿＿＿＿ 支払い方式という。

3 つぎの設問に答えましょう。

（1）わが国で混合診療が原則的に認められない理由を１つ挙げなさい。

（2）DPCとはどのような支払い方式をいうか。簡潔に説明しなさい。

※答えはP.63からの解答を参照

13日目 医療と倫理

1 倫理とは？

➡普遍的
あらゆる物事に共通してあてはまること。広く行き渡ること。

倫理とは、**人間として守り行うべき正しいこと、善悪の判断における普遍的な規準**を意味し、道徳やモラルといった言葉などと同じような意味で捉えられます。善悪の判断については、それぞれの立場や思想、受ける教育などによって異なるかもしれませんが、例えば「電車内で携帯電話の通話を控える」「身体の不自由な方やお年寄りに席を譲る」といったような、**人が他人と関わりながら社会生活を送る上で求められるべき規範が倫理**といえます。これは、倫が「人々の集団や仲間」を表し、理が「物事の決まり」を意味することからも分かると思います。

倫理は基本的には**罰則や強制力は持たず、一人一人が自発的に守るべきもの**と考えられていますが、社会生活において他人と関わる場合に人として守るべき最低限の倫理を規定とし、それが守られない際の罰則を設けたものが法です。法は倫理とは異なり、**社会的な強制力を有しています**。

他者の生命と身近に関わり、病気を抱える人々を支える役割を持ち、ときにその生死を左右する責任を負う医療職には、この倫理に対する考え方＝倫理観が強く求められます。医療職の倫理には、４原則とよばれるものがあります。それは、患者が自ら治療内容を決定することを尊重する自律性の尊重、患者に危害を加えることがあってはならない無危害、患者に最善を尽くす善行、そしてすべての患者に対して平等・公平な態度で臨む公正の４つを指します。これらの倫理原則を常に意識し、患者と接することが大切です。

2 生命倫理

➡人工授精
女性側の排卵の時期に合わせて、洗浄濃縮した精子を直接子宮内に注入する方法。

➡クローン技術
遺伝的に同一な個体を作成する技術。

医療の進歩に伴い、新たな治療法や薬が開発されるなど、一昔前では助からなかったような病気も治すことができるようになりました。また遺伝子操作技術や人工授精の技術といった、以前では考えられなかったような医療技術も登場しています。医療技術の進歩により、病気の克服や延命を実現することができましたが、一方で技術が進めば進むほど自然に逆らい、**人間自らの手で人の生死を左右する**ことができてしまうようになった、とも考えられます。

このような背景において議論されて生まれた、**人の生と死に関する倫理に対して医療者がどのように関わるべきか**、というテーマについての学問を生命倫理＝バイオエシックスといいます。

人工的に生命を誕生させる行為ともいえる人工授精や体外受精、卵子の凍結保存、遺伝子を操作することによる治療、クローン技術、脳死問題、臓器移植、高度な医療による延命治療、安楽死など、医学の進歩に伴い生命倫理に関する問題は、ますます増えてきています。医療の進歩と倫理、そして人々の幸せについて、医療者は深く考えていかなければなりません。

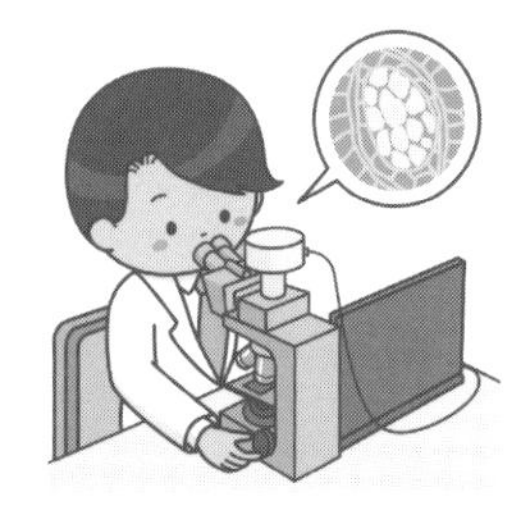

クローン技術によってその人の分身をつくることができれば、永遠に生きられるぞ…

こんなに苦しい思いをするのならば、いっそのこと安楽死させてもらったほうが…

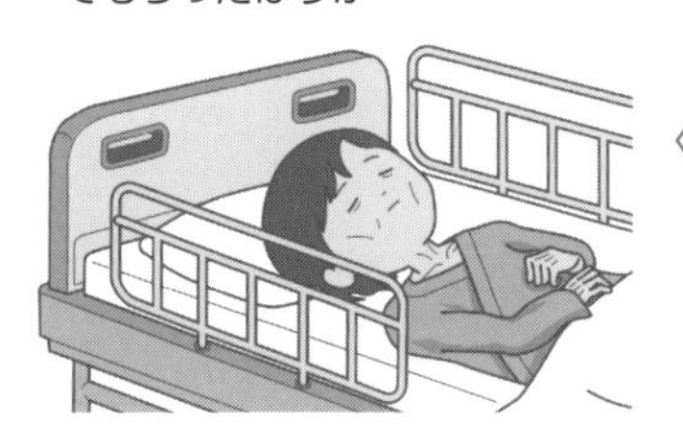

法的規制という側面だけでなく、医療者として倫理的に正しいのか、本当に患者のためになっているのか、といったことを常に考えることが大切！

3 医療倫理

治療などを目的として、場合によっては生命の危険を伴うような侵襲的な行為が行われることもあるのが医療現場です。また一般的な商取引と異なり、高度な専門的知識を有する医療者側と、必ずしも専門的知識を持ち合わせていない患者との間で行われる医療行為には、**医療者に極めて強い倫理観が求められます**。しかもその倫理観は、決して個人の信条だけに頼るものではなく、より**患者の利益、幸福感に寄り添ったもの**でなくてはなりません。このような医療者の倫理は、古くは古代ギリシャ時代から繰り返し議論がなされ、つぎのような指針となる考え方や決まりがつぎつぎと生まれました。そして、医療技術の進歩や時代の変革に伴い、これからも医療倫理については常に議論がなされ、新たな指針が示されていくでしょう。

①ヒポクラテスの誓い

医師の倫理・任務などについてギリシャ神に誓う宣誓文がヒポクラテスの誓いです。医学の祖ともよばれる古代ギリシャの医師であるヒポクラテスの教えを元に、のちにヒポクラテスの弟子たちによってまとめられたもので、「患者の利益尊重」「殺人・自殺・流産への協力拒否」「医術の純粋と神聖」「患者の秘密の厳守」など、**現代でも大切とされる医師としての倫理**が述べられています。

➡ヒポクラテス
紀元前5世紀頃にエーゲ海のコス島で生まれたギリシャの医師。それまでは病気を呪いの一種などと考え、非科学的な呪術的医療が行われていましたが、健康や病気を自然の現象と考え、科学に基づく医学の基礎を作ったことで「医学の祖」と称されています。

②ニュルンベルク綱領

ナチスドイツにより行われたユダヤ人大量虐殺や人体実験などの極めて反倫理的な行動への反省から、1946年に提唱された倫理綱領がニュルンベルク綱領です。この中では、**医学研究の対象となる患者の人権を守る**ための10の原則が示されています。

③ジュネーブ宣言

1948年に行われた第2回世界医師会総会で採択された医の倫理に関する規定がジュネーブ宣言です。「ヒポクラテスの誓い」で述べている倫理的精神を、**現代の状況に合わせて公式化**したものです。その後も、時代に沿った倫理観を反映できるよう、定期的に改訂がなされています。

④ヘルシンキ宣言

1964年にフィンランドの首都ヘルシンキで開催された第18回世界医師会総会で採択された、医学研究に関する倫理的原則がヘルシンキ宣言（正式名称：ヒトを対象とする医学研究の倫理的原則）です。人間を対象とする医学研究について、**研究者が自らを規制するために採択**されたもので、その中ではインフォームドコンセントの理念も述べられています。

⑤患者の権利章典

「患者の権利に関する世界医師会リスボン宣言」が患者の権利章典で、リスボン宣言ともよばれます。その中では、良質の医療を受ける権利、選択の自由の権利、守秘義務に関する権利といった、**医療従事者が知っておくべき患者の権利**が述べられています。

⑥ヒト遺伝情報に関する世界宣言

ユネスコ（国際連合教育科学文化機関）が2003年に発表した宣言で、遺伝情報によって個人的疾病体質を予見できることや試料採取時には意義が知られていない情報が含まれていることなどを指摘し、**遺伝情報に対する特別な配慮の必要性**を訴えています。

⑦個人情報保護法

2003年に成立した法律で、情報化社会のなかで個人情報の適正な取り扱いを定めたものです。氏名や生年月日、住所といった個人のプライバシーについての情報に加え、2017年の改定では、**遺伝子情報も新たに個人情報に該当**する、と規定されるようになりました。

4 インフォームドコンセントとパターナリズム

インフォームドコンセントとは、医師が患者に対して病状や治療方法、効果、危険性、治療後の予想、治療にかかる費用などについて、**十分かつわかりやすく説明**した上で、なおかつ**治療の同意を得る**ことをいい、日本語では「説明と同意」と訳されます。

かつて（場合によっては現在でも）、医師と患者の間には明らかな上下関係があり、医師の決定した治療方針に対して、患者が逆らったり意見をいうことができない状況も少なくありませんでした。このように、強い立場の者が、弱い立場の者に対し、たとえそれが相手の利益になるようにと考えながらも、**弱い側の意思とは無関係にその人の行動や思想、生活に干渉する**ような状態をパターナリズム（父権主義）といいます。病気や怪我を治してもらいたい、しかもその領域は医師の専門分野である、といった理由で、医師と患者の関係は、この**パターナリズムを土台にしたものに陥りやすい**といえます。そのため、患者の権利章典やヘルシンキ宣言などにより、患者の権利やインフォームドコンセントの重要性が明確に示され、今ではインフォームドコンセントは、医師の義務とされています。

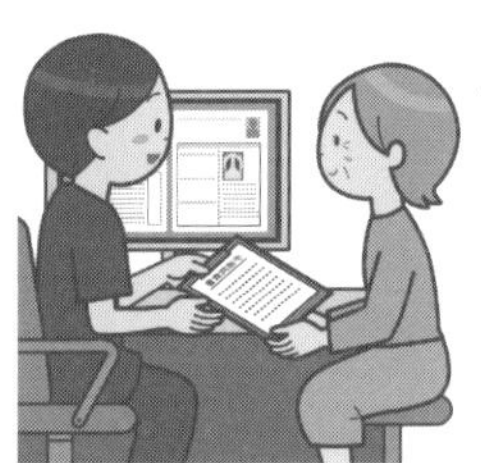

インフォームドコンセント
一方的な説明ではなく、患者が十分に理解・納得し、双方が合意することが重要です。

合意
信頼　納得

疑問もあるけど
お医者様の言う
通りにしよう

専門分野ですから
おまかせください

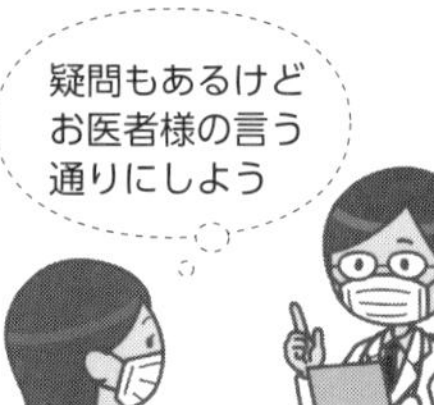

パターナリズム
お互いに対等な立場で話せないような状態は、パターナリズムといえます。

5 クオリティオブライフ

クオリティオブライフは生活の質と訳される言葉で、略してQOLともよばれます。具体的には、その人が食事や睡眠、排泄といった日常的な行為を支障なく行うことができ、**人間らしい生活を送り、満足感を得て幸福に生きているかを示す概念、指標**です。医療者は単に病気を治し、延命するための治療や援助をするのではなく、療養中、あるいは退院後の生活においても、**患者のQOLを維持、向上させる努力が不可欠**です。

例えばがん治療のために高度な医療を提供する場合、患者には抗がん剤の投与やそれに伴う副作用、治療費といった負担を強いることになります。また治療のために多くの医療機器を装着し、長期の寝たきり状態になる場合もあり、必ずしも患者のためになっているとは限りません。むしろ**QOLを低下させることもあります**。特に間もなく死を迎える終末期の患者へのターミナルケアにおいては、しっかり患者と向き合い、その人が望む最善のケア方法を探り尊厳ある死を迎えられるように話し合うことも重要です。

このような背景から、生きている間に終末期の治療方法に対する自分の意思を示しておくリビングウィル（生前の意思表示、または尊厳死宣言書などともよばれます）という考えや、生命の危機的状況に陥り、救命の可能性がない場合に、心肺蘇生法（CPR）を行わない意思を本人や家族があらかじめ示すDNAR（蘇生措置拒否）など、患者が望む医療に対する考え方も重視されるようになっています。このような、意思決定不能な状態になった場合を想定し、**終末期の医療に対して事前に指示しておくこと**をアドバンスディレクティブとよびます。

➡心肺蘇生法
心臓や呼吸が停止した人に対し、心臓マッサージや電気ショックを施したり、人工呼吸を施すなどして蘇生を促すこと。

13日目 おさらいドリル ちからがつく！

1 つぎの文章を読み、正しいものには○、誤っているものには×を書きましょう。

（1）倫理には、罰則が伴う。 [　　　]

（2）ヒポクラテスの誓いには、医師としての倫理規範が示されている。 [　　　]

（3）遺伝子情報は、個人情報には該当しない。 [　　　]

（4）患者は、医師の示した治療方針に従うべきである。 [　　　]

（5）最新の治療法は、患者のQOLを向上させる。 [　　　]

2 空欄にあてはまる語句を書きましょう。

（1）バイオエシックスとは、＿＿＿＿＿＿＿＿ 倫理のことである。

（2）患者の権利章典は、＿＿＿＿＿＿＿＿ 宣言ともよばれる。

（3）＿＿＿＿＿＿＿＿ 宣言ではインフォームドコンセントの理念が示された。

（4）父権主義のことを ＿＿＿＿＿＿＿＿ とよぶ。

（5）クオリティオブライフは、＿＿＿＿＿＿＿＿ の質と訳される。

3 つぎの設問に答えましょう。

（1）インフォームドコンセントとはどのような意味か。簡潔に説明しなさい。

（2）アドバンスディレクティブとはどのような意味か。簡潔に説明しなさい。

※答えはP.64からの解答を参照

14日目 国民衛生の指標

1 人口静態と人口動態

国の人口やその比率などは、絶えず変化します。そのような**人口や年齢別の比率、属性などを、ある特定の時点でとらえた結果**を人口静態といいます。5年に一度行われる国勢調査は、人口静態を示す代表的な統計調査です。対して人口動態とは、**ある一定期間内の人口変動**を表し、1年間の出生と死亡、死産による自然増減、流入と流出による社会増減、そして、結婚や離婚による所属変化などの変化を調査するのが人口動態統計です。人口静態と人口動態という2つの人口統計は、国民の生活や市場を分析したり、社会保障制度などのさまざまな国のシステムを構築する上で欠かせないものです。

➡国勢調査
日本国内に住むすべての人と世帯を対象とする国の最も重要な統計調査で、ある時点における人口および、その性別や年齢、配偶の関係、就業の状態や世帯の構成といったデータを全数調査します。国内の人口や世帯の実態を明らかにするため、5年ごとに行われます。

人口静態＝人口動態をある瞬間でとらえたもの

人口動態＝ある一定期間における人口の変動

○○年度の人口構成比

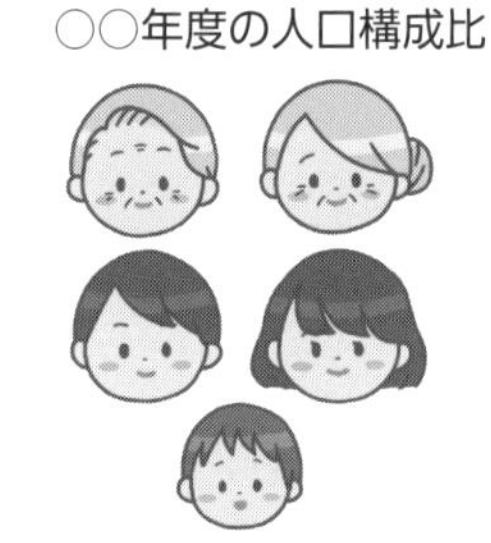

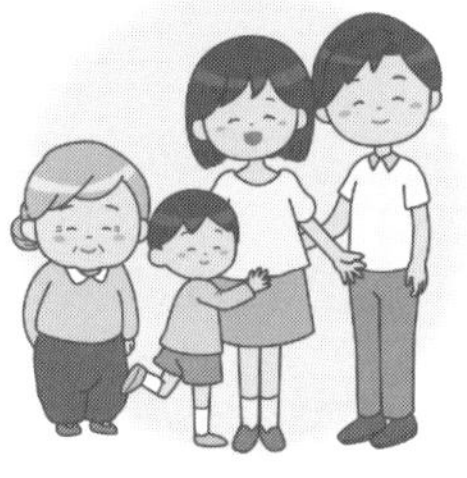

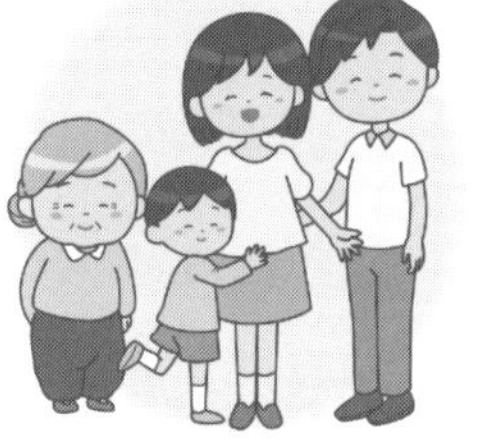

○年ごとの世帯数の推移

出生による人口増

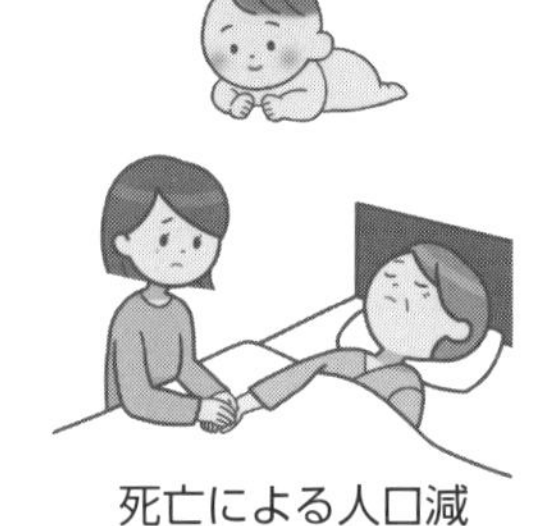

死亡による人口減

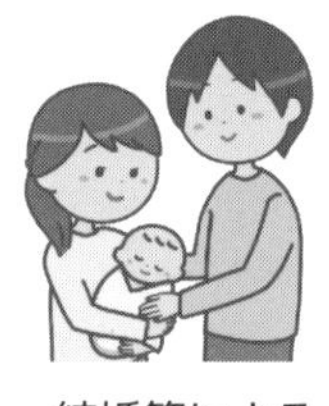

結婚等による所属の変化

2 わが国の人口静態の現状

わが国の総人口は、戦後著しく増加していましたが、平成を迎えた1990年ごろから増加率は鈍化し、さらに2010年（平成22年）からは、減少に転じています。またここ最近では、**出生数の減少により、予想よりも早く人口減少が進む**と予測されています。統計上では、国民（人口）を年齢ごとに年少人口（0～14歳）、生産年齢人口（15～64歳）、老年人口（65歳以上）の3つに区分していますが、年少人口や生産年齢人口が減少傾向にあるのに対し、**老年人口は増加傾向**にあります。老年人口が総人口に占める割合を高齢化率とよび、7％以上を高齢化社会、14％以上を高齢社会、そして21％以上を超高齢社会としていますが、2021年（令和3年）の時点でのわが国の高齢化率は28.9％であり、**まさに超超高齢社会**といえます。

人口静態統計により、わが国が少子高齢化という問題を抱えていることがわかります。少子高齢化は、国力の減退という大きな問題に加え、**社会保障制度の破綻、といった問題にも直結**します。厚生労働省は、少子化の原因として、晩婚化、非婚化、夫婦間の出生力の低下などを挙げています。さらに、不妊治療にかかる費用、出産や子育てにかかる費用、教育費など、子を持つ、あるいは持とうとする人の**経済的負担が大きく、結婚や出産をためらってしまう**人がいることも問題です。長寿社会を維持しつつ、少子化対策や子育て支援、高齢者の雇用延長など、さまざまな角度から対策を講じていかなければならないのが現状です。

3 わが国の人口動態の現状

①出生

出生数は、2021年(令和3年)の人口動態統計によると約81万人で、**昨今は年々減少傾向**です。第一次ベビーブーム（昭和22～24年）や第二次ベビーブーム（昭和46～49年）とよばれた頃では、**出生数は200万人以上**で、現在がいかに少ないかがわかります。出生の動向を知る指標としては、出生率（しゅっしょうりつ）と合計特殊出生率があります。年齢や性別の区別なく、その年に生まれた人口1,000人あたりの出生数を出生率とよび、そして15～49歳の女性の年齢別出生率を合計したものを合計特殊出生率とよびます。**合計特殊出生率は一人の女性が一生で生む子の数の平均を示しており**、年少者や高齢者など、出生に直接影響しない人を除くため、出生の動向についての正確な指標とされます。出生数の減少に伴い、出生率、合計特殊出生率ともに低下傾向です。人口の維持するには、合計特殊出生率2.07が目安ともいわれる中、2021年（令和3年）では1.30と、世界的にみても極めて低い水準です。

②死亡

高齢者の増加に比例するように、死亡数は増加傾向です。2021年（令和3年）を例にすれば、出生数約81万人に対し死亡数は約144万人であり、自然増減数（出生数と死亡数の差）は約63万人（マイナス）です。死亡数とともに、死因についても統計がとられています。死因の順位は年齢区分によって異なりますが、全死亡に占める死因の第1位は、悪性新生物、すなわちがんです。医療の進歩により、多くの病気が治せる時代ですが、その結果長く生きることでがんを患い、**最終的にがんで亡くなる人が最も多い**ともいえます。がんに続いて、心疾患や脳血管疾患（脳梗塞（こうそく）や脳出血）、肺炎、そして老衰などが、わが国の死因の上位を占めています。

➡脳梗塞
脳の血管が血栓などによって遮断され、脳への血液供給が途絶え、脳細胞が壊死する疾患。

③死産

人口動態統計においては、妊娠満12週以降の死児の出産を死産（しざん）としており、さらに人工死産と自然死産に分けられます。人工死産とは、母胎内で生存中の胎児に対し**人工的処置を加えて死産に至る**ことをいい、母体保護法による人工妊娠中絶を意味します。ただし、**胎児を出生させる目的**で人工的処置が行われた結果死産となった場合は、自然死産とされます。

④周産期死亡・乳児死亡

妊娠満22週以降の死産と生後1週未満の早期新生児死亡を合わせて周産期（しゅうさんき）死亡、出生後1年未満での死亡を乳児死亡といいます。周産期死亡や乳児死亡の割合は、母体の健康状態や養育条件の影響を強く受ける数値で、国や地域の衛生状況、そして経済や教育といった社会状況を反映しているといえます。わが国では、充実した周産期医療体制が維持されていることもあり、世界的にみても**周産期死亡率、乳児死亡率ともに低い水準**にあります。

⑤婚姻と離婚

婚姻の動向としては、かつてに比べ**近年は減少傾向**にあります。また2021年（令和3年）の人口動態統計によれば、初婚の年齢は夫婦ともに25～29歳が最も多く、次いで30～34歳となっており、かつてにくらべて**晩婚化の傾向にある**といえます。女性の社会進出などの影響や結婚後の経済的負担などの理由から、非婚化、晩婚化、しいては少子化につながっているといえます。離婚は、昭和から平成に入り増加したものの、近年は減少傾向です。しかし非婚の傾向なども影響しているとも考えられます。

4 平均余命と平均寿命

ある年齢の人が**どれくらい生きることができるか**という期待値を平均余命といいます。毎年、男女別に算出され、厚生労働省から発表される簡易生命表により知ることができます。そして、**0歳児の平均余命**を平均寿命といいます。つまりその年に生まれた0歳児が、あとどれくらい生きることができるか、ということを示した数値が平均寿命です。2020年（令和2年）においては、日本人の平均寿命は男81.56、女87.71です。この数字は世界的にみても非常に高く、わが国が**世界でもトップクラスの長寿国**であることを示しています。

➡平均寿命
平均寿命はあくまでも期待値、予測値であって、ある年に死亡した人の平均年齢を表しているわけではありません。

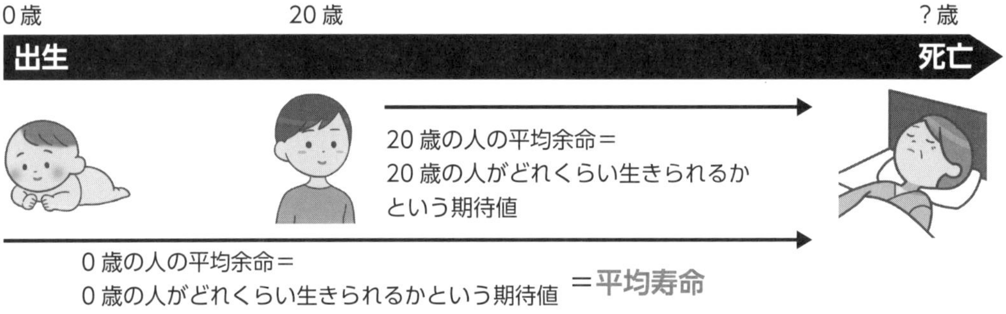

0歳　20歳　?歳
出生　死亡

20歳の人の平均余命＝
20歳の人がどれくらい生きられるか
という期待値

0歳の人の平均余命＝
0歳の人がどれくらい生きられるかという期待値　＝平均寿命

5 健康状態と受療状況

社会情勢や経済状況などにより、時代とともに人々の健康に対する意識や国に求める保険医療対策は変化します。それらを把握し、対応する医療行政を推進するためには、**健康状態や受療状況などの実態を調査していくことが重要**であり、そのために国民生活基礎調査や患者調査などが行われます。

①国民生活基礎調査

国民生活基礎調査は、国民の家族構成や就業状況など、生活の実態を知り、**国の様々な取り組みの基礎資料とすることを目的**とし、全国で無作為に抽出された約5万5千世帯を対象に実施される調査です。毎年実施され、そのうち3年に一度は大規模調査が行われます。有訴者（病気や怪我などの自覚症状がある人）とその割合（有訴者率）、通院者とその割合（通院者率）、かかっている傷病などが調査されます。2019年（令和元年）の調査では、有訴者率、通院者率ともに男性よりも女性で高く、また年齢階級別では10～29歳ごろが男女ともに最も低く、それ**以降年齢が上がるにしたがって高く**なっています。有訴者が抱える症状では、男では腰痛、女では肩こりが最も多く、通院する理由（傷病別）としては、男女ともに高血圧が最も多くなっています。

②患者調査

病院および診療所を利用する患者について、その属性、入院・来院時の状況及び傷病名等の実態を明らかにし、併せて地域別患者数を推計することにより、**医療行政の基礎資料を得ることを目的**とし、3年に一度実施されるのが患者調査で、傷病分類別の患者数や受療率などを調査します。2020年（令和2年）の患者調査によれば、入院受療率について、最も高い年齢階級は90歳以上、次いで85～89歳、傷病別では、精神および行動の障害（精神疾患や認知症）が最も多く、その他悪性新生物（がん）や循環器系の疾患、損傷、中毒及びその他の外因の影響、神経系の疾患などが目立ちます。外来受療率について、最も高い年齢階級は80～84歳、僅差で75～79歳、傷病別では消化器系の疾患（口腔疾患含む）が最も多く、その他筋骨格筋系及び結合組織の疾患、循環器系の疾患などが続きます。

14日目 おさらいドリル ちからがつく!

1 つぎの文章を読み、正しいものには○、誤っているものには×を書きましょう。

（1）現在、わが国の全死亡に対する死因の第１位は、脳血管疾患である。 [　　　]

（2）胎児を出生させる目的で施された人工的処置による死産は人工死産とされる。 [　　　]

（3）わが国では、男性の平均寿命を女性の平均寿命が上回る。 [　　　]

（4）有訴者率は、女性よりも男性で高い。 [　　　]

（5）通院する理由で最も多いのは、男女とも高血圧である。 [　　　]

2 空欄にあてはまる語句・数字を書きましょう。

（1）国勢調査は ＿＿＿＿＿＿ 年に一度実施される。

（2）15～64歳の人口を ＿＿＿＿＿＿ 人口という。

（3）高齢化率14％以上の社会を ＿＿＿＿＿＿ 社会とよぶ

（4）妊娠満 ＿＿＿＿＿＿ 週以降の死児の出産を死産という。

（5）出生後１年未満での死亡を ＿＿＿＿＿＿ 死亡という。

3 つぎの設問に答えましょう。

（1）合計特殊出生率とは何か。簡潔に説明しなさい。

（2）平均寿命とは何か。簡潔に説明しなさい。

※答えはP.64からの解答を参照

ちからがつく！
おさらいドリル 解答と解説

1日目 健康の維持と社会生活

1

（1）× 解説▶WHOの定義では、単に病気の有無だけを健康の指標とはしていません。

（2）× 解説▶プライマリヘルスケアの原則は、あくまでも個人が自主的に参加して行うことです。

（3）× 解説▶健康のための活動を地域で行うこと、個人で主体的に行うこと、といったように、多くの点で共有できる考え方です。

（4）○ 解説▶ヘルスプロモーションは、「人々が自らの健康をコントロールし、改善できるようにするプロセス」と定義されています。

（5）× 解説▶物理的障壁だけでなく、心理的障壁や社会的障壁など、あらゆる障壁を取り除くことが真のバリアフリーです。

2

（1）**健康** 解説▶健康で文化的な最低限度の生活を営むことが生存権として保障されています。

（2）**アルマ・アタ** 解説▶あらゆる国や保健活動に関わる従事者、そして市民社会が、世界中の全ての人々の健康を守り促進するための行動を起こす必要性を強調した宣言です。

（3）**人権** 解説▶健康があたりまえに享受できる権利であるという考えを示しています。

（4）**オタワ** 解説▶健康維持のためのさまざまな戦略がヘルスプロモーションです。

（5）**ユニバーサル** 解説▶健常者と障害者という違いだけでなく、人種や言語、性別といったあらゆる違いに左右されず、誰もが平等に使いやすいのがユニバーサルデザインの基本理念です。

3 解答例

（1）患者の持つ潜在能力や強みを最大限に引き出せるような支援を行うこと。

解説▶エンパワメントには、「権限移譲」「自信を与える」といった意味があります。自分の力を最大限生かし、自ら達成させることで大きな成果をあげることが目的です。

（2）障害者や高齢者などを弱者として特別視するのではなく、地域の中であたりまえに生活できることがノーマルな社会であるとする考え方。

解説▶例えば、車椅子用のスロープなどがあたりまえに整備され、健常者も車椅子が必要な人も、あたりまえに施設を利用できる、そんなことが普通に実現できる社会がノーマライゼーションの理念です。

2日目 社会保障って何だろう

1

（1）○ 解説▶一人では抱えきれないようなリスクに社会全体で備え、助け合うしくみが社会保障です。

（2）○ 解説▶民間企業が運営する民間保険に対し、国や自治体などの責任で運営されるのが社会保険です。

（3）× 解説▶生活保護の財源は保険料ではなく税金です。保険料が財源となる社会保険とは異なり、困っている人を公的に助けるしくみが公的扶助です。

（4）× 解説▶社会福祉の対象は、障害者も含む社会的弱者とよばれる人たちです。

（5）○ 解説▶社会全体で健康を維持、増進するための活動が公衆衛生です。

2

（1）**被保険者** 解説▶保険料を支払うことで、いざというときに給付を受けるのが被保険者です。

（2）**保険者** 解説▶保険のしくみをつくったり、保険料を集め、被保険者に給付を行うのが保険者です。

（3）**扶助** 解説▶保険料を納めた人が救済される社会保険とは異なり、国の責任として行われる救済が公的扶助です。財源はすべて税金となります。

（4）**救貧** 解説▶貧困になるのを予防し（防貧）、そして貧困に陥った人を救済する（救貧）のが社会福祉の目的です。

（5）**天然痘** 解説▶痘瘡（とうそう）ともよばれる、天然痘ウイルスによる急性の発疹性感染症が天然痘です。天然痘ワクチンによる予防接種（種痘）が行われるまでに、世界中で多くの死者を出しました。

3 解答例

（1）大勢の人がお金を出し合い、いざというときに助け合うこと。

解説 共助と防貧が社会保険の基本理念です。

（2）病気を予防し、健康の維持、促進を図るために社会全体で協力して行われる社会活動のこと。

解説 地域コミュニティや国などの組織を通じ、社会全体で行う点がポイントです。

3日目 日本社会保障制度

1

（1）× 解説 わが国では国民が強制的に年金制度に加入する国民皆年金が確立されています。したがって年金保険料の納付は、任意ではありません。

（2）× 解説 介護保険料を納める義務が生じるのは40歳になってからです。

（3）× 解説 医療保険の財源は、被保険者の納める保険料と税金です。

（4）○ 解説 社会保障制度の維持には当然財源が必要です。経済成長や景気は、財源となる税金や国民が納める保険料にも影響します。

（5）○ 解説 高齢者の増加に伴い、個人や家族の負担だけでは支えきれなくなった介護を社会全体で分担しようという考えで生まれたのが介護保険制度です。

2

（1）**年金** 解説 老後に年金の支給を受け、収入減に備えるのが年金保険です。但し納める年金保険料は、現在の高齢者への支給に使われます。

（2）**労災** 解説 業務に起因する怪我や病気によって収入が減少したり途絶えた場合に備えるのが労災保険です。

（3）**生存** 解説 健康で文化的な最低限度の生活を営む権利が生存権とされます。

（4）**防貧** 解説 国民の生活が豊かになるにつれて貧困層を救う「救貧」の考え方から、貧困にならないようにする「防貧」の考え方が強くなりました。しかし経済停滞や国力低下によっては、救貧を重視しなくてはなりません。

（5）**国民皆** 解説 高額な医療費が必要なときに備えるのが医療保険です。わが国では、国民すべてが医療保険に加入することを義務付けています。

3 解答例

（1）失業により収入が途絶えた際に、金銭を給付して労働者の生活の安定を図ったり、再就職の援助や教育訓練を行う。

解説 解雇による失業や、心身の不調や家族の介護を理由とした退職などに備えるのが雇用保険です。

（2）社会保障を維持するための財源の確保が困難になる。

解説 社会保障の大半の財源は、現役世代の納める税金や保険料です。またそれを将来的に支えていくのは今の子どもたちです。

4日目 医療保険制度のきほん

1

（1）× 解説 医療保険の財源は、被保険者の納める保険料と税金です。

（2）○ 解説 一般的に3割、未就学児や70歳以上の高齢者は2割、75歳以上は1割とされています。但し高齢者でも一定以上の収入がある場合には、2割や3割の自己負担となります。

（3）× 解説 被用者保険とよばれるのは、企業や団体に勤めている人が加入する医療保険（国民健康保険と区別する意味で社会保険とよばれることもあります）です。

（4）× 解説 後期高齢者医療制度は、「高齢者の医療の確保に関する法律」（かつての老人保健法）が根拠となっています。

（5）× 解説 後期高齢者医療制度において、保険者は後期高齢者医療広域連合です。

2

（1）**2** 解説 未就学児、すなわち小学校入学までは2割の自己負担です。しかし実際には、自治体独自に「高校生までは医療費無料」などの措置がとられ、自己負担分も補填されているケースが多くみられます。

（2）**高額療養費** 解説 限度額は年齢や所得等により異なりますが、一定の金額を超えた場合には、高額療養費制度を利用して払い戻しを受けることができます。

（3）**船員** 解説 船員保険とは、船員法第1条に規定する船員として船舶所有者に使用される者を対象としている公的医療保険（被用者保険）です。

（4）**75** 解説 75歳を超え、後期高齢者になると、医療保険から後期高齢者医療制度の枠組みに入ります。

（5）**3** 解説 現在は、現役並みの収入がある高齢者の場合には、自己負担率が3割となっています。

3 解答例

（1）国民全員が何らかの医療保険に自動的（強制的）に加入するしくみのこと。

解説 強制的に加入し、保険料を納めることで、すべての国民がいつでも医療を受けやすくするためのしくみが国民皆保険です。

（2）医療保険に加入していれば、受診したい医療機関を本人が自由に選択できること。

解説 国によってはフリーアクセスが制限され、決められた病院での受診が基本となる場合もあります。

5日目 年金保険制度のきほん

1

（1）× 解説 国民年金の支給額は、20～60歳の間における納付月数により算出されます。

（2）〇 解説 受給開始は原則として65歳以上ですが、繰り上げることも繰り下げることも可能です。

（3）〇 解説 生まれつき障害を持っている子は、20歳になった際に障害等級1～2級に該当していれば障害基礎年金、1～3級に該当していれば障害厚生年金の受給資格を有します。

（4）× 解説 被保険者の死亡当時に、胎児であった者も受給対象者となります。

（5）〇 解説 自営業者など、厚生年金に加入できない人が、老後の安心を確保するため、自らの意思で国民年金に上乗せする形で加入する公的年金が国民年金基金です。

2

（1）**厚生** 解説 会社員や公務員などが加入するのが厚生年金です。

（2）**20** 解説 20歳を超えると強制的に国民年金の保険料の支払い義務が生じます。

（3）**10** 解説 20～60歳になるまでの間に最低でも10年以上年金保険料を納付する必要があります。

（4）**65** 解説 原則的には65歳からですが、繰り上げることも繰り下げることもできます。ただしその場合には、支給額が減る、あるいは増えます。

（5）**私的** 解説 公的年金に上乗せする形で個人が任意で加入するのが私的年金です。

3 解答例

（1）日本国内に住所を有する20歳以上、60歳未満の者で、第2号・第3号被保険者に該当しない者。

解説 第2号被保険者は厚生年金の加入者、第3号被保険者は第2号被保険者に扶養される配偶者（20歳以上60歳未満）をいいます。

（2）将来的に高齢者に支給する年金は、今の子どもたちが大人になった時に支払う年金保険料がおもな財源であるため。

解説 現役世代が支払う年金保険料はいまの高齢者への受給に当てられ、現役世代が高齢になった時に受け取る年金は、いまの子どもたちが将来支払う年金保険料がおもな財源となります。

6日目 介護保険制度のきほん①

1

（1）× 解説 介護保険制度の法的根拠は、介護保険法です。

（2）× 解説 介護保険料の納付義務は、例え介護が必要になった状態であっても継続され、亡くなるまで続きます。

（3）× 解説 介護保険制度における保険者は、市町村と特別区です。

（4）× 解説 要介護認定は市町村（特別区）が行います。申請先も市町村です。

（5）〇 解説 介護保険の被保険者証はサービスを受けるために必要です。第2号被保険者は医療保険の被保険者証が必要です。

2

（1）**40** 解説 40歳を過ぎると自動的に介護保険制度の枠組みに入り、介護保険料を支払う義務を負います。

（2）**65** 解説 65歳以上を第1号被保険者、40～64歳の医療保険加入者を第2号被保険者といいます。

（3）**7** 解説 要介護5～1、そして要支援2～1です。

（4）**介護5** 解説 より多くの介護を必要とする段階のため、サービスの内容も充実し、利用の限度額も多くなっています。

（5）**支援1** 解説 介護までは必要とせず、日常生活において少し支援が必要な場面がある状態が要支援です。

3 解答例

（1）高齢者の急増や核家族化などにより、個人や各家庭で高齢者の介護を負担していくことが困難となったうえ、医療保険に変わる介護・療養のための財源を確保する必要があったため。

解説 社会全体で介護の負担を分担する目的で生まれたのが介護保険制度です。

（2）40歳以上65歳未満の医療保険加入者で、給付を受ける市町村の居住している者。

解説 第2号被保険者として介護保険の受給を受ける

ためには、老化に起因する特定疾患に該当しなくてはなりません。

7日目 介護保険制度のきほん②

1

（1）✕ 解説 予防給付の受給対象者は要支援者です。
（2）〇 解説 自宅に住んだまま通いで介護を受けることができるのが通所型サービスです。
（3）✕ 解説 原則として、要介護３以上と認定された人が入所できます。ただし認知症や知的障害等により日常生活に支障があり、多くの介護が必要とされる場合には、要介護１以上で入所できることもあります。
（4）〇 解説 介護とは関係ない居住費（施設利用代や光熱費等）ついては全額自己負担です。
（5）✕ 解説 食費についても介護給付の対象外です。

2

（1）**3** 解説 高齢者であっても、現役並みの収入がある場合には、３割の自己負担が求められます。
（2）**認知症** 解説 認知症の人が５～９人の単位で共同生活をする施設がグループホームです。
（3）**特別養護** 解説 正確には、介護老人福祉施設のうち、知事の指定を受けて特別養護老人ホームを名乗ることができる施設をいいます。
（4）**医療** 解説 要介護者に対し、長期療養のための医療と日常生活上の世話（介護）を一体的に提供する施設が介護医療院です。要介護１～５の人が対象となります。
（5）**マネジャー** 解説 介護を実際に行う介護福祉士などとは異なり、介護計画の立案や調整などがおもな業務となります。

3 解答例

（1）可能な限り自宅や住み慣れた地域で生活を続けながら受けることのできる介護サービスのこと。
解説 通所だけでなく、一時的に入所するサービスなども幅広く用意されていますが、あくまでも地域で生活していくことを支援するサービスです。
（2）要介護者・要支援者が利用できる限度内において、介護サービスの種類や内容を記載した利用計画書。
解説 ケアプランは自分で作成することもできますが、一般的にはケアマネジャーに依頼します。

8日目 覚えておきたい医療と法律

1

（1）〇 解説 健康保険法に基づき、出産に関する費用負担の軽減のために出産時に一定の金額が支給される制度が出産育児一時金制度です。医療保険の被保険者または被扶養者で、妊娠４ヶ月以上で出産した人が対象です。2023年４月以降の出産から、１児につき50万円が支給されることになりました。
（2）✕ 解説 守秘義務は、勤務先を辞めた後でも続きます。
（3）✕ 解説 雇用保険の法的根拠は雇用保険法です。
（4）〇 解説 雇用保険の保険者は、政府、すなわち国になります。
（5）✕ 解説 育児休業給付は、育児・介護休業法に定められています。

2

（1）**国民皆保険** 解説 企業などに勤める人やその家族を対象としていた健康保険法に加え、被用者保険の対象外の人も補完する国民健康保険法が公布されたことにより、国民皆保険が実現することになりました。
（2）**医療** 解説 医療を安全に受けることができるようにするための法律が医療法です。
（3）**関係調整** 解説 労働者と使用者の間で起こる紛争（労働争議）の予防と解決のための法律です。
（4）**災害補償** 解説 いわゆる労災について規定するのが労働者災害補償保険法です。
（5）**安全衛生** 解説 最低限の労働条件を規定する労働基準法に対し、より安全で健康的な労働環境を保障するための法律が労働安全衛生法です。

3 解答例

（1）国民が良質で適切な医療を受けられるようにすることを目的としている。
解説 良質かつ適切な医療を受けられるように、医療施設についてのあらゆる規定や、医療を担う者の義務などを定めているのが医療法です。
（2）罰金以上の刑に処せられた者／看護職の業務に関し犯罪または不正の行為があった者／心身の障害により看護職の業務を適正に行うことができない者として厚生労働省令で定めるもの／麻薬、大麻またはあへんの中毒者　から２つ
解説 かつては、「素行が著しく不良である者」や「伝染性の疾患にかかっている者」なども欠格事由とされ

ていましたが、現在は削除されています。

9日目 おさえておこう！医療施設

1

（1）○ 解説 開設者は助産師でなくても構いませんが、管理者は助産師に限定されます。

（2）× 解説 処方箋を交付できるのは医師のみです。

（3）× 解説 特定機能病院の承認は厚生労働大臣が行います。

（4）× 解説 病室の床面積は、医療法によって定められています。

（5）○ 解説 陽光は人が生きていくうえで、そして療養にとっても重要な要素とされています。そのため陽光をたくさん取り入れられるような窓の大きさが確保されます。

2

（1）**19** 解説 20床以上の施設は病院となります。

（2）**老人保健** 解説 介護を受けながら医学的管理を行うのが介護老人保健施設です。

（3）**医療支援** 解説 診療所や一般病院とともに、地域の医療を支える役割を担います。

（4）**感染症** 解説 感染症患者を入院させるための病床です。

（5）**50** 解説 夜間は40デシベル以下とされます。

3 解答例

（1）要介護者に対して、医学的管理やターミナルケアなどの長期にわたる医療ケアおよび、日常生活に対する介護を提供する施設。

解説 病気の療養を行う病院と、終末期を過ごす介護施設を合わせたような医療施設が介護医療院です。

（2）日本発の革新的医薬品・医療機器等の開発を推進するため、国際水準の臨床研究等の中心的役割を担う病院。

解説 世界に通用する医療技術の開発が主な目的です。厳しい条件があり、厚生労働大臣により承認されます。

10日目 医療に携わる専門職

1

（1）○ 解説 医師は、その資格を有していなければ名乗ることはできない（紛らわしい名称も含む）名称独占の資格です。また同時に、資格がなければ業務を行うことができない業務独占の資格でもあります。

（2）○ 解説 保健師および助産師国家試験に合格しても、看護師国家試験が不合格の場合は、保健師・助産師免許は得られません。ただし保健師および助産師国家試験の合格実績には有効期限がないため、看護師国家試験に合格した際には改めて保健師や助産師の国家試験を受ける必要はありません。

（3）× 解説 保健師は名称独占の資格ですが、業務独占は適用されません。

（4）○ 解説 栄養士は都道府県知事免許ですが、管理栄養士は厚生労働大臣から交付される免許です。

（5）○ 解説 食べ物を飲み込むことが困難な患者に対し、嚥下訓練などによって支援するのは、言語聴覚士の重要な役割の一つです。

2

（1）**6** 解説 2006年度より6年間の教育を受けることが必須となりました。

（2）**厚生労働大臣** 解説 准看護師免許の場合は都道府県知事の承認となります。

（3）**特定** 解説 診療の補助業務のうち、特に実践的な理解力や思考力、判断力、ならびに高度かつ専門的な知識と技能が必要とされる行為が特定行為とされます。

（4）**管理** 解説 健康な人への栄養指導だけでなく、傷病者への栄養指導を行うことで、病気の治癒や予防などにも力を発揮するのが管理栄養士です。

（5）**作業療法** 解説 スポーツやレクリエーション、あるいは家事や芸術活動といった作業を行うことで、リハビリテーションを支援する医療職が作業療法士です。

3 解答例

（1）診察と処方箋の交付を医師が担い、調剤と薬の提供を薬剤師が担う、という役割分担のこと。

解説 処方箋や医薬品に誤りがないかを二重にチェックする目的もあります。

（2）身体や精神に障害がある者に対し、基本的動作能力の回復を図るために運動療法やマッサージなどのリハビリテーションを施す。

解説 リハビリテーションにより社会生活への復帰を支援する国家資格です。

11日目 医療の連携と看護方式

1

（1）× 解説 紹介状がなくても大規模病院の受診は可能です。ただしその場合は、保険適用外の特別料金が請求されます。

（2）○ 解説 患者情報を共有することで、効率的かつ安心できる医療の提供が可能となります。

（3）× 解説 医師は治療計画の中心となりますが、チーム医療においては、それぞれの職種が対等に意見を出し合い、協力して治療方針を考えることが大切です。

（4）○ 解説 特定の医療チームにより適切で効率的な医療が提供される場合には、診療報酬上の加算があります。

（5）○ 解説 ベテラン看護師や専門性の高い看護師などと一緒に看護を行うことで、新人看護師の経験不足を補うことができます。

2

（1）**診療情報** 解説 紹介状には、診断に基づく症状や治療内容、治療の結果など、行われた診療の総括や紹介の目的などが記載されます。

（2）**クリティカルパス** 解説 地域医療の連携を推進する手段の一つが地域連携クリティカルパスです。

（3）**カンファレンス** 解説 カンファレンスにおいては、すべての医療職種が対等、自由に意見を出し合える雰囲気作りが重要となります。

（4）**栄養** 解説 栄養サポートチーム＝NST（Nutrition Support Team）は、患者に最適の栄養管理を提供するために、医師や看護師、薬剤師、管理栄養士、臨床検査技師、理学療法士、言語聴覚士、歯科医師、歯科衛生士など、多くの医療職で構成された医療チームです。

（5）**モジュール** 解説 同じ患者を継続して看護するプライマリーナーシングと、連携して一定水準の看護を提供するチームナーシングの利点を発揮する目的で行うのがモジュールナーシングです。

3 解答例

（1）主治医以外の医師に対して、診断・治療方針の妥当性について意見を求めること、またはその意見。

解説 かつては医師の診断は絶対で、逆らいづらい、という雰囲気がありましたが、医師の診断や治療方針に疑問や不安がある際には、セカンドオピニオンを求めることも一つの方法です。

（2）１人の患者を１人の担当看護師（プライマリーナース）が、入院から退院まで一貫して受け持つ看護方式。

解説 プライマリーナーシングには、責任の所在が明らかになる、患者との間に信頼関係が築かれやすい、といったメリットがある反面、担当する看護師の経験や力量によって看護の質に差が生じやすい、対人関係のトラブルが起こりやすい、といったデメリットもあります。

12日目 医療費に関すること

1

（1）○ 解説 国民医療費は、傷病の治療に関する費用に限定されます。そのため正常分娩の費用は含まれません。

（2）× 解説 病気の予防や健康の維持・増進のための費用は国民医療費には含まれません。

（3）○ 解説 固定した身体障害、すなわち永続的に付き合っていかなければならない身体の障害のための義肢や義眼などにかかる費用は、国民医療費には含まれません。ただ、障害者用の装具にかかる負担については、さまざまな補助があります。

（4）○ 解説 ２年に一度、見直しの議論と改定が行われます。

（5）× 解説 診療報酬点数の改定は、厚生労働大臣の承認を必要とします。

2

（1）**自由（保険外）** 解説 自由診療にかかる費用は、原則全額自己負担となります。

（2）**高額療養費** 解説 その月にかかった医療費が上限に達すると、限度額を超えた分が払い戻しになる制度です。

（3）**レセプト** 解説 診療報酬点数に基づく医療費の請求をレセプト請求といいます。

（4）**10** 解説 医療行為によって、それぞれ点数が決められています。

（5）**出来高** 解説 実際に行われた医療行為ごとの点数を合算し、支払う方式です。

3 解答例

（1）保険適用外の自由診療が受けやすくなることで、かえって患者の負担が大きくなりすぎるから。／未承認の治療法や薬により患者の安全が保てなくなる可能性があるから。／貧富の差による医療の質の格差が大きくなりすぎるから。　など

解説 それでも不妊治療や新たな薬を用いた治療など、一部では混合診療を認める方針も示されています。

（2）診療や処置の内容と診断病名の組み合わせによってあらかじめ決められた診療報酬点数に基づき、算出された医療費を支払う方式。
解説 治療と疾患の組み合わせによる定額制の支払い方式がＤＰＣ（包括支払い方式）です。

13日目 医療と倫理

1

（1）✕ 解説 善悪の規準ではありますが、法と異なり罰則を伴わないのが倫理です。
（2）○ 解説 古代から現在に至るまで受け継がれている医師のための倫理規範がヒポクラテスの誓いです。
（3）✕ 解説 個人情報保護法により、遺伝子情報も大切な個人情報として規定されています。
（4）✕ 解説 医師と患者が協力して治療を進めることは大事ですが、医師の治療方針に疑問があれば、納得がいくまで説明を受けたり、別の医師による意見（セカンドオピニオン）を求めることもできます。
（5）✕ 解説 その人にとっての幸福な生き方の指標がQOL（クオリティオブライフ）です。最新の治療法や手厚い看護が必ずしもQOLを向上させるわけではありません。

2

（1）**生命** 解説 人の生命、生と死に対する倫理についての考え方をバイオエシックス（生命倫理）といいます。
（2）**リスボン** 解説 1981年にポルトガルのリスボンで開催された世界医師会総会で採択されました。
（3）**ヘルシンキ** 解説 医学研究に関する倫理的原則を示したのがヘルシンキ宣言です。
（4）**パターナリズム** 解説 父親が絶対だ、医師が偉い、先生には逆らうな、といったような理不尽な上下関係だけでなく、例え相手のためを思う言動であっても、相手が意見できないような状況は、パターナリズムであるといえます。
（5）**生活** 解説 その人らしく、幸せに生きているかの指標がQOLです。

3 解答例

（1）治療内容について、十分かつわかりやすく説明し、患者の同意を得ること。
解説 説明と同意と訳されるように、わかりやすく説明し、相手が理解して同意することが不可欠です。
（2）終末期の医療に対する自分の考えや希望をあらかじめ示しておくこと。
解説 臓器提供の意思を示すことも、アドバンスディレクティブの一つです。

14日目 国民衛生の指標

1

（1）✕ 解説 全死亡に対する死因の第１位は今のところ悪性新生物（がん）です。
（2）✕ 解説 胎児を出生させる目的で行われた人工的処置によって胎児が死亡した場合は、自然死産に分類されます。
（3）○ 解説 男性に比べて女性の方が長寿の傾向があります。
（4）✕ 解説 有訴者率も通院者率も男性よりも女性で高くなっています。
（5）○ 解説 男女とも高血圧を理由とした通院が多くなっています。

2

（1）**5** 解説 人口静態を知るための大規模な統計調査が国勢調査です。
（2）**生産年齢** 解説 15歳未満は年少人口、65歳以上は老年人口といいます。
（3）**高齢** 解説 高齢化率７％以上は高齢化社会、21％以上は超高齢社会とよびます。
（4）**12** 解説 厚生労働省では、胎児が子宮外の環境で生存可能な時期に達した後（妊娠満12週以降）の死児の出産を死産としています。一方、医学分野では、妊娠22週未満の胎児が死亡して母体外に出ることを流産、22週以降の胎児が死亡して娩出されることを死産といいます。
（5）**乳児** 解説 生後１年未満の児を乳児といいます。

3 解答例

（1）15～49歳の女性の年齢別出生率を合計した値で、一人の女性が一生のうちに生む子の平均数を示す。
解説 人口維持のための合計特殊出生率の目安は2.07とされています。男女２人から子が生まれるため、２人以上出産することで人口が維持される計算です。
（2）０歳児の平均余命（あとどれくらい生きられるか）のこと。
解説 その年に亡くなった人の年齢の平均ではなく、０歳児がどれくらい生きられるかという期待値である点に注意しましょう。